妇儿常见疾病防治与护理常规

主　编　陈　瑶　张玲云　罗雅君
　　　　朱　丽　冯启亲　李　倩
副主编　王　苏　胡慧莲　陈彦彦
　　　　杨　洋　贺　欣　李三阳
　　　　赵文君　吴小梅　许文霞

汕头大学出版社

图书在版编目（CIP）数据

妇儿常见疾病防治与护理常规 / 陈瑶等主编.
汕头：汕头大学出版社，2024. 7. -- ISBN 978-7-5658-
5376-0

Ⅰ. R711；R72；R473

中国国家版本馆 CIP 数据核字第 2024G8N681 号

妇儿常见疾病防治与护理常规
FUER CHANGJIAN JIBING FANGZHI YU HULI CHANGGUI

主　　编：陈　瑶　张玲云　罗雅君　朱　丽　冯启亲　李　倩
责任编辑：郑舜钦
责任技编：黄东生
封面设计：刘梦杏
出版发行：汕头大学出版社
　　　　　广东省汕头市大学路 243 号汕头大学校园内　邮政编码：515063
电　　话：0754-82904613
印　　刷：河北朗祥印刷有限公司
开　　本：710mm×1000mm 1/16
印　　张：11.25
字　　数：190 千字
版　　次：2024 年 7 月第 1 版
印　　次：2024 年 10 月第 1 次印刷
定　　价：88.00 元
ISBN 978-7-5658-5376-0

前　言

随着社会的不断进步，关系着人类生殖繁衍的妇女和儿童健康显得日益重要。按照年龄划分，女性的一生可分为不同生理阶段，在这些阶段会出现不同的疾病，并受环境、情绪等多方面因素的影响。与成人相比，儿科疾病种类有很大不同，病情发展过程易反复、波动，且容易发生各种并发症，或几种疾病同时存在，如治疗及时恰当，好转恢复较快。从事妇儿科临床的医学工作者必须充分掌握妇儿的生理病理特点，做到无病早防、有病早治、准确无误，确保妇女儿童身心的健康发展。为此，我们编写了《妇儿常见疾病防治与护理常规》一书。

本书以"妇儿常见疾病防治与护理常规"为主题进行深入研究，阐释了生殖系统炎症防治与护理、生殖内分泌疾病防治与护理、妇科肿瘤防治与护理等，着重探讨了新生儿疾病防治与护理、儿童感染性疾病防治与护理、儿童营养障碍性疾病防治与护理等内容。本书结构完整，覆盖范围广泛，层次清晰，在内容布局、逻辑结构、理论创新诸方面具有独到之处。

由于临床诊疗复杂性的特点，再加上笔者的编写经验和水平有限，书中难免存在不足之处，敬请专家和读者批评指正。

目　　录

第一章　生殖系统炎症防治与护理

第一节　外阴部炎症

一、外阴炎

外阴炎主要是指外阴部的皮肤与黏膜的炎症。

(一) 病因及发病机制

(1) 体液的长期刺激，局部潮湿。
(2) 内衣过紧，经期使用卫生巾造成会阴部通透性差。

(二) 临床表现

1. 症状
外阴瘙痒、疼痛、红肿、有烧灼感，严重者可出现外阴溃疡。
2. 体征
外阴部充血、肿胀、糜烂、有抓痕，重者溃疡或湿疹；慢性病患者外阴的皮肤或黏膜增厚、粗糙、皲裂。

(三) 辅助检查

(1) 阴道分泌物检查。在阴道分泌物中寻找病原体，必要时做细菌培养。
(2) 必要时检查血糖以及除外蛲虫病。

(四) 治疗要点

1. 病因治疗
消除局部刺激来源。

2. 局部治疗

使用1∶5000高锰酸钾溶液坐浴，有溃疡者局部可涂抹抗生素软膏。

（五）护理措施

1. 一般护理

（1）针对病因指导患者消除刺激来源。

（2）患病期间减少辛辣食物的摄入。

（3）局部不使用刺激性的药物或清洗液清洗，避免搔抓。

2. 疾病护理

（1）治疗指导。教会患者坐浴方法及注意事项，具体如下：

①局部使用1∶5000高锰酸钾溶液坐浴，水温在40℃左右，每次15～30分钟，每日2～3次。若有溃疡，可涂抹抗生素软膏。

②坐浴时，应将会阴部浸没于溶液中。

③月经期间禁止坐浴。

（2）指导患者做好外阴部护理，减少局部摩擦和混合感染的发生。

（六）健康教育

（1）讲解引起外阴炎症的原因及预防护理的相关知识。

（2）指导患者保持外阴部清洁、干燥，注意经期、妊娠期、产褥期卫生。

（3）指导患者纠正不正确的饮食及生活习惯。

二、前庭大腺炎

前庭大腺炎是前庭大腺的炎症，包括前庭大腺脓肿和前庭大腺囊肿。

（一）病因及发病机制

（1）本病常为混合感染，常见病原体为葡萄球菌、大肠埃希菌、链球菌、肠球菌、淋病奈瑟菌及厌氧菌等。

（2）急性炎症发作时，细菌先侵犯腺管，管口因炎症而肿胀阻塞，渗出物不能外流，积存而形成脓肿。

（3）急性炎症消退后，腺管口粘连闭塞，分泌物不能排出，脓液逐渐转为清液，从而形成前庭大腺囊肿。

(二) 临床表现

1. 症状

局部皮肤红肿、疼痛、有灼热感，行走不便，可出现发热等全身症状。

2. 体征

局部皮肤红肿、发热、压痛明显，当脓肿形成时，表面皮肤发红、变薄，可触及波动感，周围组织水肿。

(三) 治疗要点

（1）急性期卧床休息，给予抗生素治疗，局部使用 1 : 5000 高锰酸钾溶液坐浴或热敷。

（2）手术治疗。脓肿形成后，切开引流并行前庭大腺造口术。

(四) 护理措施

1. 一般护理

（1）急性期嘱咐患者卧床休息，减少局部压迫和摩擦。

（2）指导患者做好会阴部护理，保持外阴部清洁、干燥。

2. 疾病护理

（1）教会患者坐浴方法及注意事项。

（2）遵医嘱给予抗生素及镇痛药。

（3）注意体温变化，协助医师进行检查、治疗。

（4）切开术后，局部用引流条引流，并且需每日更换引流条，保持外阴清洁。

(五) 健康教育

（1）讲解引起前庭大腺炎的原因及预防护理的相关知识。

（2）指导患者保持外阴部清洁、干燥。

（3）指导患者做好外阴部护理，减少局部压迫和摩擦。

（4）教育患者遵医嘱合理使用抗生素，避免阴道炎的发生。

第二节　阴道炎症

一、滴虫阴道炎

滴虫阴道炎是由阴道毛滴虫引起的常见阴道炎症，属于性传播疾病。

(一)病因及发病机制

滴虫呈梨形，后端尖，为多核白细胞的2~3倍大小，虫体顶端有鞭毛4根，体部有波动膜，后端有轴柱凸出。活的滴虫透明无色，呈水滴状，诸鞭毛随波动膜的波动而摆动。滴虫适宜在温度为25~40℃、pH为5.2~6.6的潮湿环境中生长。滴虫的生活史简单，只有滋养体而无包囊期，滋养体生命力较强，能在3~5℃生存21天，在46℃生存20~60分钟；在半干燥环境中约生存10小时；在普通肥皂水中也能生存45~120分钟。在pH为5.0以下或7.5以上的环境中则不生长。滴虫阴道炎患者的阴道pH一般为5~6.6，多数>6.0。月经前后，阴道pH发生变化，经后接近中性，故隐藏在腺体及阴道皱襞中的滴虫于月经前后常得以繁殖，引起炎症的发作。它能消耗或吞噬阴道上皮细胞内的糖原，阻碍乳酸的生成。滴虫不仅寄生于阴道，还常侵入尿道或尿道旁腺，甚至膀胱、肾盂及男性的包皮皱襞、尿道或前列腺中。

(二)传染方式

(1)经性交直接传播。

(2)经公共浴池、浴盆、浴巾、游泳池、坐式便器、衣物等间接传播。

(3)医源性传播。通过污染的器械及敷料传播。

(三)临床表现

1.潜伏期

潜伏期为4~28天。25%~50%患者感染初期无症状，其中1/3患者将在6个月内出现症状。

2. 症状

稀薄的泡沫状白带增多及外阴瘙痒，可伴有烧灼感、疼痛和性交痛，如伴尿道感染时，有尿频、尿急、尿痛或血尿。

3. 体征

阴道黏膜充血，严重者有散状出血斑点；白带呈灰白色、黄白色或黄绿色脓性泡沫状。

(四) 诊断

典型病例容易诊断，若在阴道分泌物中找到滴虫即可确诊。最简便的方法是生理盐水悬滴法，显微镜下见到呈波状运动的滴虫及增多的白细胞。在有症状的患者中，其阳性率达80%~90%。对可疑患者，若多次悬滴法未能发现滴虫，可送培养，准确率达98%左右。取分泌物前24~48小时避免性交、阴道灌洗或局部用药，取分泌物时，窥器不涂润滑剂，分泌物取出后应及时送检并注意保暖，否则滴虫活动力减弱，将造成辨认困难。目前，聚合酶链式反应（PCR）可用于滴虫的诊断，敏感性及特异性均与培养法相似，但较培养法简单。

(五) 治疗要点

1. 全身用药

口服甲硝唑，治愈率为90%~95%。

2. 局部用药

甲硝唑泡腾片阴道放药，单独局部用药疗效较差，治愈率≤50%。

3. 性伴侣治疗

性伴侣需要同时治疗，治疗期间禁止性交。

(六) 护理措施

1. 一般护理

(1) 保持外阴、阴道卫生，避免不洁的性生活。

(2) 饮食指导。治疗期间避免进食辛辣等刺激性食物。

(3) 教会患者自我护理的方法，保持外阴部清洁、干燥，避免交叉感染。

2.疾病护理

（1）治疗期间勤换内裤，避免性生活。

（2）指导患者注意局部用药前后手部卫生，减少感染的机会。

（3）指导阴道用药的患者在放药前用酸性溶液灌洗阴道后，再采取下蹲位将药片送入阴道后穹部。

（4）指导患者配偶同时进行治疗，如口服甲硝唑或替硝唑 2g 顿服，并告知患者服药期间及停药 24 小时内禁酒。

（5）因甲硝唑可透过胎盘到达胎儿体内，故妊娠 20 周前禁用此药。

（6）哺乳期全身用药，因甲硝唑可通过乳汁排泄，服药期间及服药后 24 小时内不宜哺乳。

（7）及时发现用药后的不良反应，并报告医师停药。

（七）健康教育

（1）指导患者配合检查，讲解滴虫的特性，提高滴虫检出率。

（2）告诉患者治愈的标准及随访要求。滴虫阴道炎易于月经期后复发，应在月经干净后复查，连续 3 次滴虫检查阴性者为治愈。

（3）教育患者养成良好的卫生习惯，避免无保护性交，减少疾病的发生。

二、外阴阴道假丝酵母菌病

外阴阴道假丝酵母菌病（VVC）是假丝酵母菌在一定条件下侵犯人体组织而引起阴道、外阴的炎症。

（一）病因及发病机制

引起 VVC 的病原体 80%～90% 为白假丝酵母菌，10%～20% 为光滑假丝酵母菌、近平滑假丝酵母菌等。假丝酵母菌是一种条件致病菌，适宜在温度为 25～40℃、酸性、潮湿环境中生长。当机体抵抗力下降，阴道内糖原增加，阴道 pH 下降或性激素水平增高时，均可引起假丝酵母菌的生长繁殖。常见于妊娠、糖尿病患者及大量接受雌激素或大量应用免疫抑制药治疗者。

(二) 传染途径

1. 内源性传染

VVC主要通过自身传染。

2. 性交直接传染

少部分患者可通过性交直接传染。

3. 接触性传染

接触被污染的衣物间接传染。

(三) 临床表现

1. 症状

外阴瘙痒、灼痛，可伴有尿频、尿痛及性交痛，部分患者阴道分泌物增多。外阴瘙痒的程度居各种阴道炎症之首。VVC患者的白带呈豆渣状。

2. 体征

外阴有抓痕，黏膜有白色膜状物，急性期可见糜烂及浅表溃疡。

(四) 辅助检查

1. 悬滴法

将阴道分泌物涂片滴入10%KOH，显微镜下寻找芽孢和假菌丝。阳性率为70%～80%。

2. 革兰染色法

阳性率为80%。

3. 培养法

阳性率较高，多用于难治性VVC或复发性VVC患者的检查。

(五) 治疗要点

1. 消除诱因

积极治疗糖尿病，及时停用广谱抗生素、雌激素、类固醇皮质激素。

2. 局部用药

2%～4%碳酸氢钠溶液坐浴或冲洗阴道并阴道上药。

3. 全身用药

适用于未婚无性生活的女性，以及外出不方便局部用药或月经来潮者。

4. 性伴侣的治疗

对于难治性 VVC、复发性 VVC 患者或性伴侣有真菌性龟头炎者应给予该项治疗。

（六）护理措施

1. 一般护理

（1）用温水清洗外阴，避免使用刺激性洗液。

（2）保持外阴部清洁、干燥，非月经期不使用卫生护垫，选择使用棉质且通透性较好的内裤。

（3）饮食指导。患病期间避免进食辛辣等刺激性食物。

2. 疾病护理

（1）基本同滴虫性阴道炎，强调坚持用药，按时复查。

（2）妊娠期合并感染者，为避免胎儿感染，应坚持局部治疗。

（3）患者治疗的同时，性伴侣也应进行假丝酵母菌的检查和治疗，以免重复感染。

（4）注意糖尿病患者的血糖变化，消除病因，减少刺激。

（七）健康教育

（1）向患者讲解引起 VVC 发生的因素及疾病治疗、护理的相关知识。

（2）为妊娠患病妇女讲解坚持治疗的意义，消除顾虑，配合治疗。

（3）教育患者养成良好的卫生习惯，平日切勿进行阴道冲洗。

（4）教育患者避免长期使用或滥用抗生素。

（5）告诉患者随访要求。VVC 容易在月经前复发，经过治疗后，应在月经前复查阴道分泌物。

三、细菌性阴道病

细菌性阴道病（BV）是生育年龄妇女最常见的阴道感染，其自然病史表现为自愈性或复发性。未予治疗，部分细菌性阴道病患者可自愈。细菌性阴道病不是性传播疾病，无性经历的女性也可发生细菌性阴道病。

(一) 病因及发病机制

细菌性阴道病为阴道内菌群失调所致的一种混合感染，当阴道内的优势菌乳酸杆菌减少，其他细菌如加德纳菌、各种厌氧菌等大量繁殖，破坏了正常阴道菌群之间的相互平衡时，将引起阴道疾病。

(二) 临床表现

1. 症状

10% ~ 40% 的患者无任何症状，有症状者主诉白带增多并且有难闻的臭味或鱼腥味。可有轻度外阴瘙痒或烧灼感。

2. 体征

白带为均匀一致的量较多的稀薄白带，阴道黏膜无红肿或充血等炎症表现。

(三) 辅助检查

1. 氨试验

将阴道分泌物涂抹在玻片上，滴 1 ~ 2 滴 KOH，产生烂鱼样腥臭味即为阳性。

2. 线索细胞检查

将阴道分泌物涂抹在玻片上，滴 1 滴生理盐水混合后，高倍显微镜下寻找线索细胞，当线索细胞 > 20% 时为阳性。

3. 阴道 pH 检查

pH 在 4.7 ~ 5.7。

(四) 治疗要点

1. 全身用药

口服甲硝唑连续 7 天。

2. 局部用药

甲硝唑置于阴道内连续 7 天。

3. 性伴侣治疗

对于反复发作或难治性细菌性阴道病患者，方给予性伴侣治疗。

4. 妊娠妇女的治疗

因本病在妊娠期有合并上生殖道感染的可能，故对于有无症状的孕妇都应给予治疗。

（五）护理措施

1. 一般护理

（1）注意性卫生，避免过频或无保护的性生活。

（2）妊娠期注意个人卫生，保持外阴、阴道卫生。

（3）教会患者自我护理的方法，保持外阴部清洁、干燥，避免交叉感染。

2. 疾病护理

同滴虫阴道炎。

四、老年性阴道炎

老年性阴道炎常见于自然绝经及卵巢去势后妇女。

（一）病因及发病机制

妇女绝经后，卵巢功能减退，雌激素水平降低，阴道黏膜萎缩变薄，乳酸杆菌减少，阴道 pH 上升，局部抵抗力下降，引起致病菌的侵入和繁殖，从而引发阴道炎症。

（二）临床表现

1. 症状

阴道分泌物增多，白带呈稀薄淡黄色或血性白带，外阴瘙痒、有灼热感。

2. 体征

检查见阴道呈老年性改变；上皮皱襞消失、萎缩、菲薄；阴道黏膜充血，常有散在小出血点或点状出血斑。

(三) 诊断

根据年龄及临床表现，一般诊断不难，但应排除其他疾病。应取阴道分泌物检查，显微镜下见大量基底层细胞及白细胞而无滴虫及假丝酵母菌。应注意查找造成老年性阴道炎的致病微生物，多为需氧菌和厌氧菌。

对有血性白带者，应与子宫恶性肿瘤相鉴别。对阴道壁肉芽组织及溃疡，需与阴道癌相鉴别，可行局部活组织检查。

(四) 治疗要点

治疗原则是增加阴道抵抗力，抑制细菌的生长繁殖。

1. 增加阴道酸度

1% 乳酸或 0.1% ~ 0.5% 醋酸液冲洗阴道，每日 1 次。

2. 局部用药

甲硝唑 200mg 阴道内放药，共用 7 ~ 10 天。

3. 雌激素替代疗法

乳腺癌及子宫内膜癌者禁用。

(五) 护理措施

1. 一般护理

(1) 注意个人卫生，常换内裤，保持会阴部清洁、干燥。

(2) 加强锻炼，增强机体抵抗力。

(3) 不用过热或有刺激性的清洗液清洗外阴。

2. 疾病护理

基本同滴虫阴道炎护理常规，由于老年人阴道放药有一定困难，应将放药的方法告诉家属或护士，遵医嘱给药。

五、婴幼儿外阴阴道炎

婴幼儿阴道炎是由大肠埃希菌及葡萄球菌、链球菌、淋病奈瑟菌、滴虫等病原体通过患病母亲或保育员的手、衣物、浴盆、毛巾等引起的炎症，多与外阴炎同时存在。常见于 5 岁以下幼女。

（一）病因及发病机制

婴幼儿外阴未发育，不能遮盖尿道口及阴道前庭，加之缺乏雌激素，阴道上皮较薄，细菌极易侵入；阴道 pH 呈中性，适合病原菌的生长繁殖；婴幼儿卫生习惯不良、大便污染、外阴不洁、外阴损伤或蛲虫感染、阴道异物等都会引起炎症。

（二）临床表现

（1）外阴瘙痒，患儿烦躁不安、哭闹不止或手抓外阴部。

（2）分泌物增多，外阴、阴蒂、尿道口、阴道口黏膜充血、水肿，有脓性分泌物自阴道口流出。

（三）辅助检查

1.阴道分泌物检查

寻找滴虫或假丝酵母菌。

2.阴道分泌物涂片染色

做病原学检查。

3.阴道分泌物培养

细菌培养。

（四）治疗要点

（1）针对病原体，选择相应的口服抗生素治疗。

（2）局部用0.5%～1%乳酸液通过小号导尿管做阴道冲洗。

（3）如有异物，可在麻醉下取出。

（五）护理措施

1.一般护理

（1）保持外阴清洁、干燥，减少摩擦。

（2）避免穿开裆裤，减少污染机会。

（3）养成良好的卫生习惯，便后清洗外阴。

（4）防止交叉感染，专盆专用。

2.疾病护理

（1）指导家长对患儿外阴进行护理。

（2）指导家长用药的方法。

第三节　子宫颈炎症

子宫颈炎症包括子宫颈阴道部及子宫颈管黏膜炎症，是妇科最常见的疾病，约有50%的已婚妇女患过此病，临床有急性子宫颈炎和慢性子宫颈炎两种，其中急性子宫颈炎常与急性子宫内膜炎或急性阴道炎同时发生，临床上以慢性子宫颈炎最常见。

一、病因及发病机制

（一）急性子宫颈炎

急性子宫颈炎的常见病原体是淋病奈瑟菌、沙眼衣原体，其感染子宫颈柱状上皮，可累及子宫颈黏膜的腺体，并沿着黏膜表面扩散或致浅层感染，其中以子宫颈病变最为明显。同时淋病奈瑟菌还会侵袭尿道上皮、尿道旁腺及前庭大腺，其他病原体如链球菌、葡萄球菌和肠球菌等可直接侵入子宫颈间质深部，通过子宫颈淋巴管引起急性盆腔结缔组织炎，常见于感染性流产和产褥感染。

（二）慢性子宫颈炎

慢性子宫颈炎的病原体主要为葡萄球菌、链球菌、大肠埃希菌及厌氧菌，近年来，淋病奈瑟菌及沙眼衣原体也成为常见的病原体。慢性子宫颈炎是最常见的妇科疾病，多由急性子宫颈炎治疗不彻底转变而来，多见于流产、分娩或手术损伤宫颈后，病原体侵入而引起感染。此外，局部卫生不良或雌激素缺乏及局部抵抗力差也会引起慢性子宫颈炎。

二、临床表现

(一) 急性子宫颈炎

大量脓性白带；腰酸、下腹坠痛；尿频、尿急；体温升高。检查见子宫颈充血、肿大，有脓性白带从子宫颈口流出。

(二) 慢性子宫颈炎

1. 症状

白带增多，腰骶部疼痛，盆腔部下坠痛或不孕，尿路刺激症状。

2. 体征

妇科检查可见子宫颈糜烂、肥大，有时质较硬，有时可见息肉、裂伤、外翻及子宫颈腺囊肿。

(三) 子宫颈糜烂分度和分型

1. 子宫颈糜烂分度

根据糜烂面积大小，将子宫颈糜烂分为三度。

(1) 轻度。糜烂面积小于整个子宫颈面积的 1/3。

(2) 中度。糜烂面积占整个子宫颈面积的 1/3 ~ 2/3。

(3) 重度。糜烂面积占整个子宫颈面积的 2/3 以上。

2. 子宫颈糜烂分型

根据子宫颈糜烂的深浅程度，分为单纯型糜烂、颗粒型糜烂和乳突型糜烂。

三、辅助检查

(一) 阴道分泌物悬滴法

显微镜下寻找滴虫及多形核白细胞。

(二)子宫颈分泌物涂片检查

行革兰染色查找淋病奈瑟菌，此法对于女性患者的检出率低。

(三)培养法

阳性率较高，同时可做药物敏感试验。

(四)聚合酶链式反应（PCR）

此方法敏感性高，特异性强，是检测和确诊淋病奈瑟菌感染的主要方法。

(五)子宫颈脱落细胞学检查

(1)已婚妇女每年一次子宫颈癌筛查。
(2)子宫颈及子宫颈管炎症需除外恶变者。

四、诊断

(一)急性子宫颈炎

根据病史、症状及妇科检查，诊断急性子宫颈炎并不困难，关键是确定病原体。当疑为淋球菌感染时，应取宫颈管内分泌物做涂片检查（敏感性50%~70%）或细菌培养（敏感性80%~90%），对培养可疑的菌落，可采用单克隆抗体免疫荧光法检测。检测沙眼衣原体感染时，可取宫颈管分泌物涂片染色找细胞浆内包涵体，但敏感性不高，培养法技术要求高，费时长，难以推广，目前推荐的方法是直接免疫荧光法（DFA）或酶免疫法（EIA），敏感性在89%~98%。注意诊断时，需要考虑是否合并急性子宫内膜炎和盆腔炎。

(二)慢性子宫颈炎

宫颈糜烂在诊断上不困难，但需与宫颈上皮内瘤样变、早期浸润癌、宫颈结核、宫颈尖锐湿疣等相鉴别，还需与淋病、梅毒等相鉴别，因此应常规进行宫颈刮片细胞学检查，细胞涂片尚可查出淋菌、滴虫、真菌，能做到与一般慢性子宫颈炎相鉴别。目前已有电脑超薄细胞检测系统（Thin prep Pap Test），准确率显著提高。必要时需做病理活检以明确诊断，电子阴道镜辅助活检对提高诊断准确率很有帮助。宫颈息肉、宫颈腺体囊肿及宫颈尖锐湿疣可根据病理活检确诊。

1. 阴道镜检查

在宫颈病变部涂碘后，在碘不着色区用阴道镜检查，如见到厚的醋酸白色上皮及血管异形，可诊断为宫颈上皮内瘤样变，在这类病变区取活体组织检查诊断早期宫颈癌准确率较高。

2. 活体组织检查

活体组织检查为最准确的检查方法，可检出宫颈湿疣、癌细胞、结核、梅毒等，从而与一般慢性子宫颈炎糜烂相鉴别。

五、治疗要点

（一）急性子宫颈炎

以全身治疗为主，抗生素选择、给药途径、剂量和疗程则根据病原体和病情严重程度决定。目前，淋菌性宫颈炎推荐的首选药物为头孢曲松，备用药物有大观霉素、青霉素、氧氟沙星、左氧氟沙星、依诺沙星等，治疗时需同时加服多西环素（强力霉素）。沙眼衣原体性宫颈炎推荐的首选药物为阿奇霉素或多西环素，备用药物有米诺环素、氧氟沙星等。一般化脓菌感染最好根据药敏试验进行治疗。念珠菌和滴虫性宫颈炎参见阴道炎的治疗方法。急性子宫颈炎的治疗应力求彻底，以免形成慢性子宫颈炎。

（二）慢性子宫颈炎

需做宫颈涂片先除外宫颈上皮内瘤样变及早期宫颈癌后再进行治疗。治疗方法中以局部治疗为主，使糜烂面坏死、脱落，为新生鳞状上皮覆盖，病变深者，疗程需6~8周。

1. 物理治疗

（1）电熨。此法较简便，适用于糜烂程度较深、糜烂面积较大的病例。

采用电灼器或电熨器对整个病变区电灼或电熨，直至组织呈乳白色或微黄色为止。一般近宫口处稍深，越近边缘越浅，深度为2mm并超出病变区3mm，深入宫颈管内0.5~1.0cm，治愈率50%~90%不等。术后涂抹磺胺粉或呋喃西林粉，用醋酸冲洗阴道，每日1次，有助于创面愈合。

治疗后阴道流液，有时呈脓样，需避免性交至创面全部愈合为止，需时6周左右。术后阴道出血多时，可用纱布填塞止血。

（2）冷冻治疗。冷冻治疗术是利用制冷剂快速产生低温，使糜烂组织冻结、坏死、变性而脱落，创面经组织修复而达到治疗疾病的目的。

操作方法如下：选择适当的冷冻探头，利用液氮快速达到超低温（-196℃），使糜烂组织冻结、坏死、变性而脱落，创面修复而达到治疗的目的。一般采用接触冷冻法，选择相应的冷冻头，覆盖全部病变区并略超过其范围2~3mm，根据快速冷冻、缓慢复温的原则，冷冻1分钟，复温3分钟，再冷冻1分钟。进行单次或重复冷冻，治愈率为80%左右。

冷冻治疗后，宫颈表面很快发生水肿，冷冻后7~10天，宫颈表层糜烂组织形成一层膜状痂皮，逐渐分散脱落。

（3）激光治疗。采用CO_2激光器使糜烂部分组织炭化、结痂，痂皮脱落后，创面修复达到治疗目的。激光头距离糜烂面3~5cm，照射范围应超出糜烂面2mm，轻症的烧灼深度为2~3mm，重症可达4~5mm，治愈率为70%~90%。

（4）微波治疗。微波电极接触局部病变组织时，瞬间产生高热效应（44~61℃）而达到组织凝固的目的，并且可形成凝固性血栓而止血，治愈率在90%左右。

（5）波姆光治疗。采用波姆光照射糜烂面，直至其变为均匀的灰白色为止，照射深度2~3mm，治愈率可达80%。

（6）红外线凝结法。红外线照射糜烂面，局部组织凝固、坏死，形成非炎性表浅溃疡，新生鳞状上皮覆盖溃疡面而达到治愈，治愈率在90%以上。

物理治疗的注意事项如下：①治疗时间应在月经干净后3~7天进行。②排除宫颈上皮内瘤样病变、早期宫颈癌、宫颈结核和急性感染期后方可进行。③术后阴道分泌物增多，甚至有大量水样排液，有时呈血性，脱痂时可引起活动性出血，如量较多，先用过氧化氢溶液清洗伤口，用消毒棉球局部压迫止血，24小时后取出。④物理治疗的持续时间、次数、强度、范围应严格掌握。⑤创面愈合需要一段时间（2~8周），在此期间禁止盆浴和性生活。⑥定期复查，随访有无宫颈管狭窄。

2. 药物治疗

适用于糜烂面积小和炎症浸润较浅的病例。

（1）硝酸银或重铬酸钾液。强腐蚀剂，方法简单，配制容易，用药量少，适宜于基层医院。

（2）免疫治疗。采用重组人干扰素 α–2a，每晚1枚，6天为一个疗程。近年报道用红色奴卡放射线菌细胞壁骨架 N–CWs 菌苗治疗慢性宫颈炎，该菌苗具有非特异性免疫增强及抗感染作用，促进鳞状上皮化生，修复宫颈糜烂病变，从而达到治疗效果。将菌苗滴注在用生理盐水浸透的带尾无菌棉球上，将棉球置于宫颈糜烂的局部，24小时后取出，每周上药2次，每个疗程10次。

（3）宫颈管炎时，根据细菌培养和药敏试验结果，采用抗生素全身治疗。

六、护理问题

(一) 舒适的改变

与腰骶部疼痛及下坠感有关。

(二) 焦虑

与月经间期和接触性出血有关。

(三) 排尿形态

与炎症刺激有关。

(四) 知识缺乏

与缺乏疾病相关知识有关。

七、护理措施

(一) 急性子宫颈炎

(1) 做好生活护理，保证患者充分休息。

(2) 及时更换内衣物，保持外阴及阴道清洁。

(3) 给予高蛋白质、高维生素饮食。

(4) 密切观察病情变化，及时给予心理上的关怀。

(5) 积极治疗急性子宫颈炎，预防慢性子宫颈炎。

(6) 遵医嘱针对病原体给予全身抗生素治疗，不用局部治疗，避免因炎症扩散而引起急性盆腔炎。注意观察病情变化及用药后反应。体温升高者给予物理降温。

(二) 慢性子宫颈炎

(1) 注意个人卫生，保持局部清洁、干燥。

(2) 指导育龄妇女如何采取避孕措施，减少人工流产的发生。

(3) 指导患者注意局部用药前后手部卫生，减少感染的发生。

(4) 教会患者正确的阴道放药方法，使药物送达准确位置。

(5) 手术治疗及物理治疗术前后护理。

具体如下：

①术前。月经干净3~7天，无同房史，无急性生殖器炎症，子宫颈防癌涂片正常者方可治疗；做好心理疏导，消除患者的恐惧心理。

②术后。保持外阴清洁，每日清洗外阴2次；嘱患者于手术后次日晨将阴道内尾纱取出；术后10天左右为局部脱痂期，应避免剧烈活动及搬运重物，以免引起出血量过多；禁同房和盆浴2个月，并于术后2周、4周、2个月复查。

第四节　盆腔炎

盆腔炎（PID）是女性内生殖器及其周围结缔组织、盆腔腹膜发生的炎症。盆腔炎多发生在性活跃期及未绝经的妇女。炎症既可局限1个部位，也可累及多个部位。盆腔炎分为急性盆腔炎和慢性盆腔炎两类。其中，急性盆腔炎治疗不及时，可引起弥漫性腹膜炎、败血症、感染性休克，甚至危及生命；慢性盆腔炎可反复发作，久治不愈，导致不孕、异位妊娠、慢性盆腔痛，严重影响患者的身心健康和生活质量。

一、病因及发病机制

导致盆腔炎的病原体有两个来源：一是来自原寄生在阴道的菌群，二是来自外界的病原体。当机体抵抗力下降、内分泌失调或组织损伤、性交等外来因素破坏了阴道正常的生态平衡时，寄生在阴道的菌群上行，成为致病菌，从而引起感染。急性盆腔炎常见于产后感染、子宫腔内手术操作后感染、性生活不洁或过频、经期不注意卫生、邻近器官炎症蔓延等；慢性盆腔炎常见于急性盆腔炎治疗不彻底或机体抵抗力低下、病程迁延不愈，以及慢性输卵管、卵巢、盆腔组织的炎症而形成的瘢痕粘连、盆腔充血。

二、感染途径

（一）沿着生殖道黏膜上行蔓延

这是非妊娠期和非产褥期盆腔炎的主要感染途径，淋病奈瑟菌及葡萄球菌常沿此途径扩散。

（二）经淋巴系统蔓延

这是产褥感染、产后感染及宫内节育器放置后感染的主要途径，厌氧菌、大肠埃希菌、链球菌多沿此途径蔓延。

(三) 经血传播

病原体首先侵入身体其他系统，然后经血液循环感染生殖器官，其为结核菌的主要感染途径。

(四) 直接蔓延

腹腔内的其他脏器感染后，直接蔓延内生殖器，如阑尾炎可直接感染右输卵管，从而引起输卵管炎。

三、临床表现

(一) 急性盆腔炎

1. 症状

下腹痛伴发热，严重者可出现高热、寒战等，消化系统症状 (腹膜炎时)、膀胱刺激症状或直肠刺激症状。

2. 体征

患者呈急性病容，体温升高，心率加快，下腹有压痛、反跳痛，子宫颈充血、有举痛，子宫体增大、有压痛，活动受限，双侧附件压痛明显。

(二) 慢性盆腔炎

1. 症状

下腹坠痛、腰骶部酸痛、月经前后加重；月经量增多，可伴有不孕。

2. 体征

子宫及双侧附件有轻度压痛，子宫一侧或双侧有增厚、压痛，子宫骶韧带增粗、变硬、有触痛。

四、辅助检查

(一) 子宫颈或阴道分泌物检查

有淋病奈瑟菌和 (或) 结核菌感染。

(二) 血液检查

红细胞沉降率增快，白细胞计数增加，C 反应蛋白增高。

(三) 影像学检查

有盆腔或输卵管积液，输卵管卵巢肿物。

五、诊断及鉴别诊断

根据病史、症状和体征可做出初步诊断。由于急性盆腔炎的临床表现变异较大，临床诊断准确性不高，尚需做必要的辅助检查，如血常规、尿常规、宫颈管分泌物检查等。

(一) 最低诊断标准

①子宫压痛。②附件压痛。③宫颈举痛。下腹压痛的同时伴有下生殖道感染征象的患者，诊断 PID 的可能性大大增加。生育期妇女或 STI 门诊人群可按最低诊断标准。

(二) 支持 PID 诊断的附加条件

①口腔温度 ≥ 38.3℃。②宫颈或阴道黏液脓性分泌物。③阴道分泌物显微镜检查有白细胞增多。④血沉加快。⑤C 反应蛋白水平升高。⑥实验室检查证实有宫颈淋病奈瑟菌或沙眼衣原体感染。

大多数 PID 患者有宫颈黏液脓性分泌物或阴道分泌物镜检有白细胞增多。如果宫颈分泌物外观正常，并且阴道分泌物镜检无白细胞，则 PID 诊断成立的可能性不大，需要考虑其他可能引起下腹痛的病因。

如有条件，应积极寻找致病微生物。

(三) PID 的最特异标准

①子宫内膜活检显示有子宫内膜炎的病理组织学证据。②经阴道超声检查或磁共振显像技术显示输卵管管壁增厚、管腔积液，可伴有盆腔游离液体或输卵管卵巢包块。③腹腔镜检查结果符合 PID 表现。

盆腔炎应与急性阑尾炎、输卵管妊娠流产或破裂、卵巢囊肿蒂扭转或破裂等急症相鉴别。

六、治疗要点

(一) 支持疗法

卧床休息，取半坐卧位以利于脓液积聚于直肠子宫陷凹，给予高热量、高蛋白、高维生素流质饮食，高热者给予物理降温。

(二) 抗生素药物治疗

及时正确的抗生素治疗可清除病原菌，改善症状及体征，减少后遗症。

(三) 手术治疗

主要用于治疗抗生素控制不满意的输卵管卵巢脓肿或盆腔脓肿。手术方式可选择开腹手术或腹腔镜手术。手术原则以切除病灶为主，但应根据病变范围、患者年龄、一般情况等全面考虑。

(四) 中药治疗

主要应用活血化瘀、清热解毒类药物。

(五) 物理治疗

改善局部血液循环，促进炎症的吸收和消退。

七、护理问题

(一) 高热

与脓肿形成有关。

(二) 舒适的改变

与腰骶部疼痛及下坠感有关。

（三）焦虑

与病程长、治疗效果不明显有关。

八、护理措施

（一）急性盆腔炎

（1）做好生活护理，保证患者充分休息，避免着凉。

（2）给予高蛋白质、高热量、高维生素、易消化的饮食。

（3）勤更换衣裤，保持内衣清洁、干燥。

（4）注意患者病情变化，及时给予心理支持。

（5）严格执行无菌操作，防止医源性感染。

（6）患病期间协助患者保持半坐卧位，以促进脓液局限，减少炎症扩散。

（7）遵医嘱静脉给予足量抗生素，注意观察输液反应，及时发现电解质紊乱及酸碱平衡失调的情况。

（8）高热患者给予物理降温，注意观察体温变化及不适。

（9）观察患者疼痛的改变，及早发现病情恶化并给予积极处理。

（10）对腹胀严重的患者给予胃肠减压，注意保持减压管通畅。

（11）预防炎症扩散，禁止阴道冲洗，尽量避免阴道检查。

（12）为需要手术的患者做好术前准备、术后护理。

（二）慢性盆腔炎

（1）为患者提供心理支持，减轻患者的心理压力，增强战胜疾病的信心。

（2）指导患者遵医嘱用药，不中途停药，以确保疗效。

（3）减轻患者不适，遵医嘱给予镇静、镇痛药，注意观察用药后反应。

（4）为需手术治疗的患者提供手术前后的护理。

第二章 生殖内分泌疾病防治与护理

第一节 功能失调性子宫出血

功能失调性子宫出血是妇科常见的一种疾病，简称功血，常表现为月经周期失去正常规律、经量增多、经期延长，甚至不规则阴道流血等。此疾病内外生殖器多无明显器质性病变，而是由于神经内分泌系统调节紊乱而引起的异常子宫出血。

根据有无排卵，功能失调性子宫出血可分为两大类，即无排卵型功能失调性子宫出血和排卵型功能失调性子宫出血。前者多发于青春期及更年期，后者多发生于育龄期。

一、病因及发病机制

机体内外任何因素影响了下丘脑－垂体－卵巢轴任何部位的调节功能，均可导致月经失调。常见因素有精神过度紧张、环境改变、气候骤变、过度劳累、营养不良及其他全身性疾病等。通过大脑皮质的神经递质，影响丘脑下部－垂体－卵巢轴之间的相互调节和制约的机制，以致卵巢功能失调，性激素分泌失常，从而影响子宫内膜的周期性变化，出现一系列月经紊乱的表现。

直接影响卵巢功能的激素是垂体所分泌的促性腺激素，即促卵泡素（FSH）和促黄体素（LH）。正常情况下，整个月经周期中都有 FSH 和 LH 分泌，只是在周期的不同阶段，分泌量有所不同。任何因素使下丘脑对垂体促性腺激素的分泌失调，以致不能形成月经中期的 LH 峰，卵巢就不能排卵。此种无排卵型功血为最常见的一种功血，约占功血的90%，多见于青春期及更年期。有时，虽有排卵，但黄体功能异常，如黄体功能不全、子宫内膜脱落不全。其中黄体功能不全这类患者的月经周期中，既有卵泡发育，也有排卵，但黄体期孕激素的分泌不足。由于卵巢黄体萎缩不全，持续分泌孕激素，内膜受它的影响而不能很好地脱落，虽然卵巢内已有新生卵泡产生雌激素，但创面修复缓慢，从而使经期延长，流血量增多。排卵型功血较无排卵型少见。

二、病情评估

(一) 病史

询问患者年龄、月经史、婚育史、避孕措施、既往史、有无慢性疾病（如肝脏疾病、血液病、高血压、代谢性疾病等），了解患者发病前有无精神紧张、情绪打击、过度劳累及环境改变等引起月经紊乱的诱发因素，回顾发病经过，如发病时间、目前流血情况、流血前有无停经史及诊治经历、所用激素名称和剂量、效果、诊刮的病理结果，区分异常子宫出血的几种类型，具体如下：

1. 月经过多

周期规则，但经量过多（> 80mL）或经期延长（> 7天）。

2. 月经频发

周期规则，但少于21天。

3. 不规则出血

周期不规则，在两次月经周期之间的任何时候发生子宫出血。

4. 月经频多

周期不规则，血量过多。询问有无贫血或感染。

(二) 临床表现

1. 无排卵型功能失调性子宫出血

(1) 常见于青春期及更年期。

(2) 出血无周期性，常在短期闭经后出现出血，量多少不定，时间长短不一，有时大量短期出血可导致休克，小量长期出血可变成不规则出血，持续数月，不伴腹痛。

(3) 妇科检查。一般子宫正常大小，质偏软，两侧附件无异常。

2. 排卵型功能失调性子宫出血

(1) 黄体不健者，月经周期缩短，往往不孕或易于早孕期流产。

(2) 黄体萎缩不全者，月经周期正常，但经期延长，出血量不等。

(3) 妇科检查均无异常发现。

(三) 实验室及其他检查

1. 血象检查

如红细胞、白细胞、血红蛋白、血小板、出凝血时间，以了解贫血程度及有无血液病。

2. 基础体温测定

基础体温呈单相型，提示无排卵；呈双相型，但上升幅度偏低或缓慢，后期升高时间短，仅 9 ~ 11 天，为黄体不健；呈双相型，直至行经始缓慢下降，则是黄体萎缩不全。

3. 宫颈黏液结晶检查

经前出现羊齿状结晶，提示无排卵。

4. 阴道脱落细胞检查

出血停止间连续涂片检查反映有雌激素作用，但无周期性变化，为无排卵型功血。如缺乏典型的细胞堆集和皱褶，提示孕激素不足。

5. 激素测定

如需确定排卵功能和黄体是否健全，可测孕二醇；如疑卵巢功能失调者，可测雌激素、睾酮、孕二醇、17- 羟、17- 酮或 HCG 等水平。

6. 诊断性刮宫

为排除子宫内膜病变和达到止血目的，必须进行全面刮宫，搔刮整个宫腔。若确定排卵或黄体功能，应在经前期或月经来潮 6 小时内刮宫；若怀疑子宫内膜脱落不全，应在月经来潮第 5 天刮宫；不规则流血者可随时进行刮宫。刮出物送病理，病理检查子宫内膜呈增生期变化或增生过长，无分泌期出现。

7. B 型超声波检查

可除外器质性病变，并且可监测卵泡大小，以除外其他原因引起的出血。

(四) 诊断

1. 无排卵功血

(1) 凡月经周期、经期及出血量不正常，经检查全身及内外生殖器无明显器质性病变者。

(2) 基础体温呈单相。

(3) 月经周期中阴道脱落细胞涂片检查可反映雌激素的作用，而无正常周期性的变化。

(4) 宫颈黏液在月经前检查仍持续呈不同的羊齿结晶，而缺少在黄体期应有的椭圆体。

(5) 经前或经行 1 天子宫内膜活检呈增殖期或各种类型的增生，而无分泌期变化。上述 (1) 必备，(2)~(5)4 条中具备 3 条即可诊断无排卵功血。

2. 有排卵功血

(1) 凡月经频发或经期及血量不正常，经检查全身及内外生殖器无明显器质性病变者。

(2) 卵巢功能检查。

①基础体温双相，但黄体期短，在 10 天以下；或呈梯形上升或下降者亦可维持 14 天左右，或上升幅度偏低。

②经前或经行 1 天子宫内膜活检，显示分泌功能不良。

③排卵后 6 天，尿孕二醇含量 < 5mg/24h 或血清孕酮 2 次含量 < 10ng/mL。

④有时阴道涂片见角化细胞指数偏高，细胞堆积，皱褶不佳。

⑤经期第 5 天子宫内膜活检尚能见到分泌反应的组织。

⑥基础体温双相或不典型双相，下降延迟或逐渐下降。

卵巢功能检查中，符合①~④者可诊断黄体功能不健，符合⑤~⑥者可诊断黄体萎缩不全。

(五) 鉴别诊断

青春期功血需与全身性疾病如慢性肝病、血液病等及生殖器肿瘤等相鉴别；更年期功血需与子宫内膜癌、子宫肌瘤或子宫其他肿瘤相鉴别，并与肝病、高血压、甲状腺功能低下等相鉴别；有排卵型功血需与异位妊娠、流产、葡萄胎、绒癌及宫内感染、子宫肌瘤、卵巢肿瘤等相鉴别。

三、治疗要点

患者体质往往较差，呈贫血貌，应加强营养，纠正贫血，改善全身情况。出血期间避免过度疲劳和剧烈运动，保证充分的休息。尽快止血，适当使用抗生素以预防感染。

(一) 无排卵型功血

按不同年龄采取不同措施。青春期、育龄期患者以止血和调整周期为主，促使卵巢功能恢复和排卵；更年期妇女止血后，以调整周期和减少经量为原则。

1. 止血

有止血药、激素及手术止血，还可输血加强支持疗法以达到止血目的。

(1) 刮宫术。已婚者应为首选。此法止血迅速，是一种有效的止血方法，刮取的子宫内膜送病理检查还有助于诊断。

(2) 雌激素止血。大量雌激素可使子宫内膜迅速修复，从而达到止血目的。常用己烯雌酚 1～2mg，每 6～8 小时 1 次，一般用药 3 天内血止，血止或出血量明显减少后递减，每 3 天减量 1 次，每次减药量不超过原用量的1/3，直至维持量，即每日 1mg；或用苯甲酸雌二醇 2mg 肌内注射，每 6～8小时 1 次，可达到快速止血，血止后再用己烯雌酚逐渐减至维持量。不论应用何种雌激素，2 周后开始加孕激素，使子宫内膜转化，黄体酮 10mg 肌内注射，每日 1 次，或安宫黄体酮 6～10mg 每日 1 次，共 7～10 天停药。雌孕激素同时停药。一般在停药 3～7 天撤药性出血。

(3) 孕激素止血。适用于体内已有一定雌激素水平的患者，具体如下：

①若为少量不断出血，黄体酮 20mg 肌内注射，每日 1 次，共 3～5 天。更年期患者配伍应用丙酸睾酮 25～50mg 肌内注射，每日 1 次，可增强止血效果。

②对出血量多的患者，需用大剂量合成孕激素方可止血，安宫黄体酮8～10mg，每 6 小时 1 次，用药 3～4 次后出血明显减少或停止，则改为每8 小时 1 次，再逐渐减量，每 3 天递减 1/3 量，直至维持量，即安宫黄体酮

4～6mg 每日 1 次，持续用到血止后 20 天左右，停药后发生撤药性出血。

③出血量多者亦可口服短效避孕药。

（4）三合激素止血。每支含苯甲酸雌二醇 2mg、黄体酮 12.5mg、丙酸睾酮 25mg。每次肌内注射 1 支，可在 6 小时后重复注射，一般在 24 小时可望血止，血止后停药，等待撤药性出血。雄激素有拮抗雌激素，增强子宫肌肉及子宫血管张力作用，可改善盆腔充血，减少出血量，常用于更年期妇女。

（5）其他止血药物。因部分功血患者子宫内膜纤溶活性增加，出血量增多，用抗纤溶治疗有一定效果，可选用：氨甲环酸（PAMBA）100～200mg 加 25%～50% 葡萄糖 40mL 内静脉缓慢注射，每日 1～2 次，出血明显减少后停止，本药效果较好，毒性较低，不易发生血栓；6- 氨基己酸（EACA）4～6g 加 5%～10% 葡萄糖或生理盐水 100mL 稀释，15～30 分钟滴完，维持量每 1 小时 1.0g，出血明显减少后停止；氨甲环酸 0.25～0.5g 溶于 25% 葡萄糖溶液 20mL 内静脉注射，每日 1 次，连用 2～3 天。

此外，也可酌情配合使用酚磺乙胺 0.5g 静脉或肌内注射，每日 1～2 次（注意该药不可与 6- 氨基己酸混合注射，以免引起中毒）；卡巴克洛 2.5～5mg，每日 3 次口服或每次 5～10mg 肌内注射；氨甲苯酸 300mg、酚磺乙胺 3g、维生素 K_1 10mg、维生素 C 3g 加入 5% 葡萄糖 500mL 中静脉点滴，每日 1 次，一般使用 3 天能减少出血量或止血。

2. 调整周期

使用性激素人为控制流血的周期及减少出血量是治疗月经失调的一项过渡措施。其目的如下：

（1）使患者本身的下丘脑 - 腺垂体 - 卵巢轴暂时抑制一段时期，停药后可能出现反跳，恢复正常月经的内分泌调节。

（2）性激素直接作用于生殖器官，使子宫内膜发生周期性变化，按期剥脱，并且出血量不致太多。

常用方法如下：

（1）雌孕激素疗贯法。即人工周期，适用于青春期功血患者。己烯雌酚 1mg，于出血第 5 天起，每晚 1 次，连服 20 天，至服药第 11 天，每日加用黄体酮 10mg 肌内注射（或安宫黄体酮 6～10mg），两药同时用完，停药后 3～7 天出血。于出血第 5 天重复用药。

（2）雌孕激素合并应用。适用于育龄期（有避孕要求）和更年期功血。己烯雌酚 0.5mg 及安宫黄体酮 4mg，于出血第 5 天起两药并用，每晚 1 次，连服 20 天，撤药后出现出血，但血量较少。

（3）孕 – 雄激素合并法。常用于更年期功血以减少撤药性出血量。自预计下一次出血前 8 天开始，每日肌内注射黄体酮 10mg 和丙酸睾酮 10～25mg，共 5 天。

（4）全周期孕激素。适用于雌激素水平较高者（血中 E_2 > 370pmol/L）。于月经周期或药物撤血第 5～25 天，选择炔诺酮 2.5mg、甲地孕酮 4mg 或安宫黄体酮 5mg，每日 1 次，连服 22 天。治疗时间长短可根据子宫内膜病理报告确定，一般不得短于三个周期。内膜增生过长，疗效不得少于六个周期，然后根据治疗后内膜检查结果制定治疗方案。

3. 促进排卵

这是治愈无排卵型功血的关键。青春期、育龄妇女在月经周期已基本控制后，即应选用下列药物促排卵，其间测基础体温观察疗效：

（1）雌激素。适用于体内雌激素水平较低者。自月经第 6 天开始，每晚口服己烯雌酚 0.125～0.25mg，20 天为一个周期，连续 3～6 周期。另有文献报道，应用小剂量雌激素加中药当归、白芍、熟地各 10g，菟丝子、巴戟肉各 12g，淫羊藿、鹿角霜各 10g，覆盆子、何首乌各 12g，共用三个周期，适用于雌激素不足、子宫发育欠佳的患者，疗效较好。

（2）氯米芬。重庆医科大学第一附属医院选用氯米芬，促排卵效果较满意。对要求生育的育龄妇女用氯米芬促生育，排卵率为 65%～87%，19% 无效，15% 虽未排卵，但子宫出血可得到控制。另有人对 40 例无排卵型功血病例采用氯米芬 50mg，每日 1 次，共 5 天，加用 3 个月的方法进行治疗。用药期间，月经周期、经期及经量均趋于正常。停药后随访 3～4 个月，仍保持正常月经，氯米芬治疗无排卵型功血，能迅速达到止血、调整周期和促进排卵之目的。对于青春期、生育期和接近更年期的无排卵功血病例，采用氯米芬小剂量、短疗程治疗，可以迅速达到止血、调整周期和部分达到排卵的目的。

（3）促性腺激素释放激素（LHRH、LRH）。于月经周期的中期，仿效生理分泌形式，连续脉冲式给药，肌内注射或静脉注射，每日 5μg，共 3 天，可能促使排卵。亦有在月经第 5 天开始给 50μg 肌内注射，每日 1 次，连用 7～10 天，或在月经周期第 14～15 天皮下注射 100μg。

（4）绝经期促性腺激素（HMG）与 HCG 合用。适用于合并不育症患者。于月经周期或撤血第 5 天予 HMG，每日 75U，治疗 7 天后卵泡仍不大，可加大到每日 150U。当卵泡发育达 20mm、卵巢增大不超过 10cm 时，可加肌内注射 HCG5000U，每日 1 次，连注 1～3 天，起到促排卵作用。

（5）氯米芬与 HCG 合用。一般停用氯米芬 7～8 天，再用 HCG3000～5000U 肌内注射，一般均可达到有效诱导排卵。

4. 其他

对顽固性功血或年龄较大且子宫内膜呈腺瘤型增生过长或不典型增生者，可选择子宫切除术或通过电凝切除子宫内膜。

(二) 排卵型功血

1. 黄体不健

可选用以下方法：

（1）黄体功能替代法。这是治疗黄体功能不健全普遍采用的方法。在经前第 8 天起，每日肌内注射黄体酮 10～20mg 或口服安宫黄体酮 8～12mg，共 5 天；也可在基础体温显示排卵后，肌内注射长效黄体酮 250mg 1 次。

（2）绒毛膜促性腺激素。于基础体温开始上升后第 3 天起，每日或隔日肌内注射 1000～2000U，共 5 次，可起到刺激及维持黄体功能的作用。

2. 黄体萎缩不全

常用以下方法：

（1）孕激素。可调节下丘脑－垂体－卵巢轴的反馈功能，使黄体及时萎缩。药物与用法同前。

（2）绒毛膜促性腺激素。可促进黄体功能。用法同前。

（3）雌－孕激素序贯疗法。目的在于抑制下丘脑－垂体－卵巢轴活动，以期停药后产生功能的反跳反应而恢复正常。用法同前。

3. 正常排卵型月经过多

（1）雄激素对抗雌激素法。丙酸睾酮 25mg，每日 1 次，肌内注射，连用 3 天。月经过多时亦可用 50mg，每日 1 次，可减少出血量。甲睾酮 5mg，每日 2 次，舌下含化或口服，可从月经周期第 10 天起，共服 10 天。

（2）前列腺素合成酶制剂。近年来，随着前列腺素研究工作的不断发展，认为正常月经过多可能由于子宫内膜中前列腺素（PGS）的增加，特别是 PGE_2 与 $PGF_{2\alpha}$ 比例的失调和 PGI_2 的增多。故可采用以下药物减少流血量：甲灭酸（扑湿痛）0.25g，每日 3 次，首次加倍，月经期开始服，不宜超过 1 周，肾功能不正常者慎用；吲哚美辛 25mg，每日 3 次，饭后服药可减轻对胃的刺激，月经期开始服药，不超过 1 周；氯灭酸 0.2g，每日 3 次，首次加倍，经期第 1 天开始，约服 7 天。

（3）止血剂。可酌情选用氯甲苯酸、6- 氨基己酸、酚磺乙胺等。

四、护理措施

（1）避免引起本病的诱因，避炎暑高温、涉水冒雨，忌辛燥和生冷饮食。

（2）加强营养，补充维生素和铁剂，以改善全身状况。贫血严重者需输血纠正。出血期间避免过度劳累和剧烈运动，保证充分休息和睡眠。

（3）做好心理护理。由于异常出血、月经紊乱等会造成患者的思想压力，护士应耐心聆听患者的主诉，了解患者的疑虑，尽可能提供相关信息，解除其思想顾虑，使其树立信心，积极配合治疗。

（4）注意观察阴道出血量的多少，做好抢救准备，必要时予以输血。

（5）做好会阴护理，保持局部清洁。

（6）注意观察阴道出血量的多少、血质的稀稠、血色的紫淡，估计出血量，注意血压、脉搏、面色、神志的变化。发现异常，及时报告医生。

（7）备好各种抢救药品及器械。注意观察药物的疗效及反应。协助做好各项检查及验血型。对出血多者，按医嘱做好配血、输血、止血措施，配合医生治疗方案，维持患者正常血容量。

（8）嘱患者保留会阴垫及内裤，以便准确估计流血量。如有感染征象，应及时与医生联系并选用抗生素治疗，预防上行性感染。功血患者的治疗以性激素的应用为主，在治疗中必须遵医嘱按时按量服用激素，不得随意停服或漏服。药物减量必须按规定在血止后才能开始，每 3 天减量 1 次，每剂减量不得超过原剂量的 1/3。维持量服用时间，通常按停药后发生撤退出血的时间，与患者上一次行经时间相同考虑。

五、健康教育

（1）青春发育期少女及更年期妇女分别处于生殖功能发育及衰退的过渡时期，情绪不稳定，应使其保持身心健康，注意饮食营养，注意锻炼，使其尽快度过这一过渡时期。

（2）行经期避免剧烈活动，流血时间长者应保持会阴清洁，以防继发感染。

（3）已有贫血者要补充铁剂，加强营养。

（4）测定基础体温，预测是否为排卵周期，如持续单相体温，提示无排卵，应及时治疗。

第二节　痛经

痛经为伴随月经的疼痛，可在月经前后或行经期出现腹痛、腰酸、下腹坠痛或其他不适，从而影响生活和工作。痛经分为原发性痛经与继发性痛经两种。其中，原发性痛经无盆腔器质性病变，继发性痛经通常是器质性盆腔疾病的后果。本节仅介绍属于功能性的原发性痛经。

一、病因

原发性痛经的原因尚不完全明确，可能是多因素的，包括精神及社会因素、父母及周围人群的影响、痛阈较低等。

痛经多发生在有排卵周期，无排卵周期多无疼痛，因而卵巢激素分泌可能与痛经发生有关。痛经病例中往往伴有前列腺素或其他代谢产物增多。现认为过多的前列腺素 $F_{2\alpha}$ 可以引起子宫过度收缩、缺血，从而导致痉挛性疼痛。

二、病情评估

(一)病史

常见于青少年期，多在初潮后 6～12 个月发病，这时排卵周期已建立，无排卵性月经一般不发生痛经。

(二) 临床表现

(1) 疼痛多自月经来潮后开始，最早出现在经前 12 小时；行经第 1 天疼痛最剧烈，持续 2 ~ 3 天缓解；疼痛程度不一，重者呈痉挛性；部位在耻骨联合上，可放射至腰骶部和大腿内侧。

(2) 有时痛经伴发恶心、呕吐、腹泻、头晕、乏力等，严重时面色发白、出冷汗等。

(三) 实验室及其他检查

必要时做腹腔镜或影像学检查。

(四) 诊断

(1) 经期或其前后有严重下腹胀痛及 (或) 腰酸等。
(2) 未婚未育者发生痛经多为原发性，妇科检查多无异常发现。

(五) 鉴别诊断

盆腔内、子宫周围脏器原有病变，由于经期盆腔充血，可使症状加剧，而与原发性痛经混淆，如慢性阑尾炎、慢性结肠炎、慢性膀胱炎，应注意其特点并加以鉴别。

三、治疗要点

(一) 一般处理

包括心理治疗，解除思想顾虑。

(二) 药物治疗

1. 解痉、镇痛药物
可选用以下药物：
(1) 阿托品 0.5 ~ 1mg，肌内注射，或 0.3 ~ 0.6mg，口服，每日 3 次。

（2）阿司匹林 0.5g，口服，每日 2 ~ 3 次。

（3）个别严重者可选用哌替啶 50 ~ 100mg，肌内注射，但此药易成瘾，不宜久用。

2. 吲哚美辛

方法：均在痛经发生之前的 1 ~ 2 天口服吲哚美辛 25mg，每日 3 次，用药时间不超过 3 天。

3. 硝苯地平

近年发现本品可松弛子宫平滑肌，有效抑制月经前两天的子宫收缩而被用于治疗痛经。每次月经前 3 ~ 5 天开始服药 10mg，每日 3 次，7 ~ 10 天为一个疗程，连用三个疗程，月经已来潮时亦可服药，10 ~ 30 分钟疼痛减轻。

4. 碳酸锂

碳酸锂能改变神经兴奋性及神经突触传递功能，增加脑内去甲肾上腺素脱氨代谢的量，抑制腺苷酸环化酶活性，减少 cAMP 的产生，对痛经、经前紧张征和月经过多有效。经前 10 天开始，每日 0.9g，分 3 次口服，到月经来潮时停药。

5. 维生素 B_6

维生素 B_6 有促进镁离子进入子宫肌细胞而产生解痉的作用，故有人主张补充镁离子及维生素 B_6 来治疗原发性痛经。

6. 雌激素

雌激素适用于子宫发育不良者，可促进子宫发育，使肌层变厚及血运增多。给予己烯雌酚 0.25mg，自月经周期第 5 天开始服用，每日 1 次，连服 22 天。连续 3 ~ 6 个周期。

7. 孕激素

孕激素可抑制子宫收缩。常用炔诺酮 2.5 ~ 5mg，每日 1 次，从月经周期第 5 天开始，连服 22 天，3 ~ 6 个周期；或甲孕酮 4 ~ 8mg，每日 1 次，从经前 10 天开始，连服 7 天；或黄体酮 10 ~ 20mg，肌内注射，每日 1 次，从经前 7 天开始，连续 5 天。

8. 雌孕激素混合物

雌孕激素混合物用于抑制排卵，使周期不再出现分泌期而减少子宫内膜前列腺素的合成，又降低子宫肌壁对前列腺素的敏感性，从而使疼痛缓解。另外可限制螺旋动脉的发育，从而减少经血量。对经痛要求避孕或经痛合并经量多者尤为适用。用法：国产口服避孕药 I、II 号或复方炔诺孕酮每日 1 片，月经第 5 天开始服用，连服 22 天为 1 周期，连服 3～6 个周期，有效率达 80％以上。

9. 雄激素

雄激素适用于月经量多、痛经、中年以上的妇女。甲睾酮 5mg，每日 1 次，于经期第 10～14 天开始，连服 10 天，可用 2～3 个周期；丙酸睾酮 25mg，肌内注射，每日 1 次，于经前 5～7 天开始用。

四、护理措施

(一) 一般护理

(1) 患者应卧床休息，给易消化清淡食物，忌食生冷及刺激性食物。

(2) 加强心理护理，消除精神紧张，避免情绪波动。

(3) 因受寒腹痛明显者可做下腹热敷。

(4) 注意经期卫生及保护。

(二) 病情观察与护理

了解有无月经来潮时腹痛的病史，初次发病年龄、时间，以及既往有无子宫内膜异位症、盆腔炎等妇科疾病。发作时注意观察神志、脉象、面色及腹痛等情况。

五、健康教育

积极参加体育锻炼，增强体质，开阔心胸，保持身心健康，建立和睦的人际关系，更多地了解月经的生理知识，保持外阴清洁。经期避免剧烈运动和劳累，不要喝冷水，不宜受寒湿刺激和吃生冷及刺激性食物，多吃水果、蔬菜等。

第三章　妇科肿瘤防治与护理

第一节　外阴癌

外阴恶性肿瘤（也称外阴癌）多见于 60 岁以上的妇女，其发病率占女性生殖道恶性肿瘤的 2% ~ 4%。外阴恶性肿瘤有各种类型，其中以鳞状上皮癌最为多见，占外阴恶性肿瘤的 80% ~ 90%，其他还有恶性黑色素瘤、基底细胞癌及前庭大腺癌等。

一、病因

目前尚不清楚外阴癌的病因，可能与以下因素有关：

（1）人乳头瘤病毒（HPV）与外阴癌及其癌前病变具有密切关系，其中以 HPV18、HPV31 等感染较多见。

（2）单纯疱疹病毒Ⅱ型和巨细胞病毒等与外阴癌的发生有关。

（3）慢性外阴营养不良是外阴癌的高危因素，其发展为外阴癌的危险性为 5% ~ 10%。

（4）性病包括淋巴结肉芽肿、湿疣及梅毒等与外阴癌的发病有关。

二、临床表现

(一) 症状

外阴瘙痒是最常见的症状，且持续时间较长，或同时患有外阴硬化性萎缩性苔藓或外阴增生性营养障碍。另外，外阴癌还常伴有不同形态的肿物，如结节状、菜花状、溃疡状，如伴有感染，则分泌物增多且有臭味，并有疼痛或出血。

(二) 体征

癌灶可生长在外阴任何部位，其中大阴唇最多见，其次是小阴唇、阴蒂、会阴、尿道口、肛周等。早期局部表现为丘疹、结节或小溃疡，晚期可见不规则肿块。若病灶已转移，可在双侧或一侧腹股沟处扪及增大、质硬、固定的淋巴结。

三、转移途径

外阴癌的转移途径多见直接浸润和淋巴转移，晚期可经血行转移。

(一) 直接浸润

肿瘤可以沿阴道黏膜蔓延累及阴道、尿道、肛门，进一步发展可以累及尿道的上段及膀胱，甚至直肠黏膜。

(二) 淋巴转移

外阴淋巴管较为丰富，早期多沿同侧淋巴管转移，然后到达腹股沟浅淋巴结，再通过腹股沟深淋巴结扩散到盆腔淋巴结，最后通过腹主动脉旁淋巴结扩散出去。

(三) 血行转移

晚期经血行播散，多见肺、骨等。

四、辅助检查

(一) 细胞学检查

病灶部位做细胞学涂片或印片。

(二) 病理组织学检查

外阴肿物进行活体组织的检查。

（三）其他

B 超、CT、MRI、膀胱镜、直肠镜检有助于诊断。

五、治疗方法

外阴癌以手术治疗为主。对于早期的外阴癌患者，应进行个体化治疗，即在不影响预后的前提下，尽量缩小手术范围，减少手术创伤和并发症，尽量保留外阴的生理结构，提高患者的生活质量。对于晚期患者，应采用综合治疗的方法，手术治疗的同时辅以放射治疗、化学治疗，利用各种治疗的优势，最大限度减少患者的痛苦，提高治疗效果，提高患者的生活质量。

（一）手术治疗

（1）0 期。采用单纯浅表外阴切除术。

（2）I_a 期。外阴局部或单侧广泛切除术。

（3）I_b 期。外阴广泛切除术及病灶同侧或双侧腹股沟淋巴结清扫术。

（4）II 期。外阴广泛切除术及双侧腹股沟淋巴结清扫和（或）盆腔淋巴结清扫术。

（5）III 期。同 II 期或并做部分下尿道、阴道与肛门皮肤切除。

（6）IV 期。除外阴广泛切除、双侧腹股沟及盆腔淋巴结清扫术外，分别根据膀胱、上尿道或直肠受累情况做相应切除。

（二）放射治疗

外阴鳞状细胞癌对放射治疗较敏感，但外阴组织对放射线耐受性极差，易发生放射反应。外阴癌放射治疗常用于以下情况：

（1）配合手术治疗进行术前局部照射，缩小癌灶。

（2）外阴广泛切除术后进行盆腔淋巴结照射。

（3）用于术后局部残存病灶或复发癌治疗。

（三）化学治疗

多用于晚期治疗或复发治疗，配合手术或放射治疗，可缩小手术范围或提高放射治疗效果。常用药物有博来霉素、多柔比星、顺铂类、氟尿嘧啶等。

六、护理评估

(一)年龄

外阴癌主要是老年人易患的疾病，多发生于绝经后，发病年龄高峰在60~80岁。近年来，由于患者和医务人员均对外阴病毒感染等性传播疾病警惕性提高，加之外阴病变易于采取活检，外阴癌逐渐获得早期发现及早期诊断，因而现在亦有一些年轻患者，近年来，国内外报道有17%~18%的患者年龄在40岁以下。

(二)病史

外阴癌患者多数为老年人，多发生于绝经后。了解患者是否有长期外阴瘙痒、外阴营养不良或溃疡、白色病变等，了解患者分泌物的量、性状及有无臭味，了解患者溃疡出血感染的情况、对大小便是否有影响。由于患者年龄较大，可能合并慢性高血压、冠状动脉粥样硬化性心脏病、糖尿病等内科疾病。

(三)心理、社会问题

外阴癌患者一般有外阴慢性疾病史，且病程较长，早期患者由于忽视而延误治疗，外阴瘙痒久治不愈，给生活和工作带来不便；中晚期患者对恶性肿瘤感到恐惧和绝望，对手术充满期待，又担心手术后外阴形态的改变，影响正常的生理功能，特别是年轻患者担心影响正常的性功能，她们往往自我谴责、自我贬低，丧失自信心，担心社会的歧视，减少日常的生活社交活动。

七、护理问题

(一)恐惧

与外阴癌对生命的威胁，以及不了解治疗方法和预后有关。

(二) 有感染的危险

与手术伤口靠近肛门易污染有关。

(三) 自我形象紊乱

与外阴手术伤口致外阴形态改变，以及放化疗后脱发有关。

(四) 性功能障碍

与外阴手术后阴道狭窄造成性交困难、疼痛有关。

(五) 知识缺乏

与患者缺乏疾病及其预防保健知识有关。

八、护理措施

(一) 心理护理

外阴癌患者手术前，护士要做好健康宣教，让患者了解手术的相关知识，讲解手术后应注意的问题，鼓励其表达出焦虑、恐惧的心理，以及对目前生殖器官丧失的感受，帮助其正确认识现在的身体状况，以良好的身体和心理状态迎接手术。手术后帮助患者与配偶交流情感，寻找适宜的性表达方式，从而获得性满足，提高生活质量；帮助患者参与有关的社会团体活动，完成角色转变，树立正确的人生观和价值观，回归家庭和社会。

(二) 术前护理

(1) 手术前进行全面的身体检查和评估，积极治疗各种内科疾病，完善各项化验检查。特别是糖尿病患者，维持血糖于正常水平，防止影响术后伤口愈合。

(2) 皮肤准备。大多数外阴癌患者局部病灶有溃疡，脓性分泌物亦较多，常伴有不同程度的继发感染，术前 3~5 天给予 1∶5000 高锰酸钾溶液坐浴，每日 2 次，保持外阴清洁；术前 1 天，外阴及双侧腹股沟备皮，备皮动作轻柔，防止损伤局部病变组织。

（3）肠道准备。术前 3 天开始，每日口服 50% 硫酸镁 40mL；术前第 3 天进少渣半流质饮食；术前第 2 天进流质饮食；术前 1 天禁食，不禁水、补液。

（4）阴道准备。术前 1 天阴道冲洗 2 次。

（5）尿道准备。无须留置导尿管，去手术室前排尿，将导尿管带至手术室。

（三）术后护理

（1）按硬膜外麻醉或全身麻醉护理常规，保持患者平卧位。严密观察患者生命体征，严格记录出入量及填写护理记录。

（2）伤口护理。手术后外阴及腹股沟伤口加压包扎 24 小时，压沙袋 4～8 小时，注意观察伤口敷料有无渗血。外阴及腹股沟伤口拆除敷料后，要保持局部清洁，每日用 1∶40 络合碘溶液擦洗 2 次，患者大便后及时擦洗外阴部。

（3）尿管护理。保持导尿管通畅、无污染，保留尿管期间鼓励患者多饮水，观察尿的颜色、性状及量。一般 5～7 天后拔除尿管，拔尿管前 2 天训练膀胱功能，拔除尿管后注意观察患者排尿情况。

（4）保持局部干燥，手术后第 2 天即用支架支起盖被，以利通风；外阴擦洗后，用冷风吹伤口，每次 20 分钟，同时观察伤口愈合情况。

（5）手术伤口愈合不良时，用 1∶5000 高锰酸钾溶液坐浴，每日 2 次。

（6）饮食。外阴癌术后 1 天进流质饮食，术后第 2 天进半流质饮食，以后根据病情改为普食。

（四）健康指导

（1）对妇女加强卫生宣传，使其了解外阴癌是可以预防及早期发现的。

（2）保持外阴清洁干燥，养成良好的卫生习惯。不滥用药物，内裤和卫生用品要保持干净、舒适。

（3）注意外阴部的各种不适，如瘙痒、疼痛、破溃、出血等，有症状及时就诊。

（4）注意外阴部的颜色改变、发白、局部黑斑、痣点、紫蓝结节等。

（5）注意外阴部的硬结、肿物，在沐浴时，或用小镜子，或请丈夫帮助查看，出现任何异常应及时就诊，不要随意搔抓。

（6）外阴癌手术后遵医嘱坚持放化疗，按时随诊，观察治疗效果及有无复发征象。

（7）加强锻炼，劳逸结合。

（8）鼓励患者进食高热量、高蛋白、高维生素饮食，从而加强营养，促进机体康复。

（五）出院指导

1. 预后

外阴癌的预后与癌灶大小、部位、临床分期、组织学分化、有无淋巴结转移及治疗措施有关，其中以淋巴结转移的因素最为明显。

2. 随访

外阴癌术后应终身随访。第 1 次随访时间是术后 1 个月，此后 2 年内，每 3 个月随访 1 次，2 年后，每 6 个月随访 1 次，满 5 年后，每年随访 1 次。

第二节　子宫颈癌

子宫颈癌在女性生殖器官癌瘤中占首位，是女性常见的恶性肿瘤之一。我国发病年龄以 40～50 岁为最多，60～70 岁又有一高峰出现。

一、病因

目前尚不完全清楚子宫颈癌病因。相关流行病学和病因学的研究认为，其发病原因主要与以下几个方面有关：

（一）初次性交年龄过早

初次性交年龄 16 岁者，其相对危险性为 20 岁以上的 2 倍。这与青春期宫颈发育尚未成熟，对致癌物较敏感有关。

(二) 分娩次数

随着分娩次数的增加，患子宫颈癌的危险亦增加。这可能与分娩对子宫颈的创伤，以及妊娠对内分泌及营养的改变有关。

(三) 病毒感染

人乳头瘤病毒（HPV）感染是子宫颈癌主要的危险因素，其中以HPV16型及HPV18型最常见。此外，单纯疱疹病毒Ⅱ型及人巨细胞病毒等也可能与子宫颈癌发生有一定关系。

(四) 其他因素

吸烟可抑制机体免疫功能，增加感染效应。与高危男子接触的妇女易患子宫颈癌，高危男子包括患有阴茎癌、前列腺癌或其前妻曾患子宫颈癌的男子。另外，应用屏障避孕法（子宫帽、避孕套）者子宫颈癌的危险性很低，这可能是由于减少了接触感染的机会。

二、临床表现

(一) 症状

子宫颈原位癌及早期浸润癌临床表现常不甚明显，有报道显示，33%～81%的早期浸润性子宫颈癌患者可无任何临床症状，部分患者可能出现以下情况：①阴道出血。可表现为经期延长、同房后出血、月经期间阴道不规则出血等。②白带异常。白带增多，清涕样。③疼痛。此期患者常在体检中发现。

而晚期子宫颈浸润癌患者常有明显的临床表现，主要表现为阴道不规则出血、阴道排液、疼痛等。

1. 阴道出血

阴道不规则出血常为子宫颈癌最早出现的临床表现，80%～85%的浸润癌患者可表现为不同程度的阴道出血症状，出血方式可以表现为阴道接触性出血、不规则阴道出血，以及绝经后阴道出血。外生型子宫颈癌导致的大量阴道出血可能诱发失血性休克，应予以一定重视。在子宫颈癌出现临床表现之初，月经延长可能为唯一表现；对尚未绝经的患者而言，此症状可能被长期忽视，而不能及时就医。此外，还可能存在诸如同房后不适或阴道轻微出血、非经期点滴样出血等其他表现。相较于前者，后者更能引起患者注意，从而早期就医，医生应对此类患者给予高度重视，尽量寻找出血原因。同时，对于合并有宫颈其他良性病变或生殖道炎症的浸润性子宫颈癌患者，常可因细胞学、阴道镜或宫颈活检假阴性而误诊，因此，对于此类患者应加强治疗后随访。对于绝经后妇女而言，绝经后阴道不规则出血或白带早期异常往往可以引起患者注意，从而促使其及早就医。需要注意的是，阴道出血并不是子宫颈癌的特异性临床表现，生殖道的其他疾病也可能引发阴道出血。相关文献显示，由子宫颈癌引起的阴道出血不足1%，故需要与其他引起宫颈出血的疾病相鉴别。

2. 阴道分泌物增多

在肿瘤发生初期，由于肿瘤组织刺激宫颈腺体，导致分泌亢进，产生大量黏液状白带。因此，在发现明显阴道不规则出血症状前数月，患者常有少量而持续性水样白带症状出现。

晚期患者由于肿瘤组织大量坏死，溢出大量浆液性液体，颜色常为黄色或淡黄色，称为黄带，并且可能伴有数量不等的小块脱落肿瘤组织。此外，由于创面持续暴露，导致细菌（特别是腐败性细菌）入侵，可产生腐臭样气味。同时，此类分泌物对女性黏膜刺激很大，易引发阴道炎。若宫颈管为肿瘤组织阻塞，分泌物流出不畅，潴留于宫腔内，形成宫腔积脓，患者可出现剧烈的下腹痛及发热等感染症状。当细菌毒力与人体抵抗力之间稳态失衡时，将可导致脓毒血症或败血症。若医治延迟，脓肿破溃进入腹腔，则情况可能更为严重。

3. 疼痛

疼痛是晚期子宫颈癌的症状。由于宫旁组织中的交感神经受到瘤体组织挤压或肿瘤浸润侵犯，晚期子宫颈浸润癌患者可有明显疼痛症状，并进行性加重。此类疼痛可表现为单侧性或双侧性，初始发生部位可位于下腹部、腰骶部，表现为胀感或钝痛，并逐步向腰部、大腿、膝部放射，甚至可累及踝部、趾部。肿瘤压迫（侵蚀）输尿管，管道狭窄阻塞导致肾盂积水，表现为一侧腰痛，甚至剧痛，进一步发展为肾功能衰竭，以致尿毒症。淋巴系统受侵导致淋巴管阻塞，回流受阻而出现下肢浮肿和疼痛等症状。通常，肿瘤蔓延越广，疼痛越明显，波及范围也就越大。

4. 压迫症状

早期子宫颈癌不会出现压迫症状；晚期子宫颈癌由于肿瘤向周围组织、器官浸润转移，常出现相应器官受累的表现。若肿瘤侵犯阴道前壁或膀胱，可表现为会阴部疼痛，尿频、尿急、尿痛、下坠和血尿；若侵犯直肠，可表现为直肠刺激征、骶尾部疼痛，甚至直肠阴道瘘；若侵犯输尿管，可表现为输尿管、肾脏积水，腰背部隐痛不适；若侵犯主动脉，可表现为上腹部疼痛；若累及盆侧壁，压迫血管或淋巴管，可引起下肢血液和淋巴回流障碍，从而出现下肢水肿。

5. 转移症状

晚期浸润性子宫颈癌可出现远处转移，根据转移部位不同，表现也不同。淋巴结转移可随淋巴液回流方向依次出现盆腔淋巴结、腹主动脉旁淋巴结及锁骨上淋巴结转移等。其中，锁骨上淋巴结转移可表现为淋巴结无痛性、进行性长大，活动度差，淋巴结穿刺常可见转移的癌细胞；肺转移可表现咳嗽、咯血、胸痛、气急等。此外，还可能出现骨、肝脏、皮下等部位的转移。

6. 全身症状

早期子宫颈癌患者一般无明显的全身症状；晚期子宫颈癌患者由于肿瘤的消耗，可出现消瘦、贫血、全身恶病质等表现。此外，还可因肿瘤热或继发感染导致体温升高。

(二) 体征

大多数早期浸润性子宫颈癌患者全身体征并无明显异常。对于进展期患者，可出现锁骨上或腹股沟淋巴结肿大、下肢水肿、腹水、肺部听诊呼吸音降低。查体时，早期浸润癌的宫颈肉眼观可能是正常的。待出现肉眼可见的病灶时，可呈现出不同外观，既可表现为外生性或内生性生长，又可表现为"息肉样"结节、乳头状组织或筒状宫颈，还可表现为宫颈溃疡或颗粒样肿块，或坏死样组织。

在双合诊中，早期外生型浸润性子宫颈癌可能扪及轻度肥大的宫颈，质偏硬；晚期则宫颈菜花样、结节样改变或形成溃疡。偶尔可以触及增大的子宫，这可能由肿瘤侵袭和生长引起。此外，若子宫颈癌组织阻塞了液体外流，则可能出现宫腔积血或积脓。晚期的子宫颈癌患者可能有阴道受累。

1. 全身体征

妇科检查为此类患者查体的重点，但全身性检查依旧重要，特别是浅表淋巴结的检查。由于晚期浸润性子宫颈癌可以出现多个部位的远处转移，有些部位的转移可以通过查体发现，如锁骨上、腹股沟淋巴结转移、皮下转移均可能触及肿大、融合、活动度差的淋巴结，细针穿刺活检可确定淋巴结为肿瘤受累或为炎性肿大。

2. 宫颈体征

早期的浸润性子宫颈癌宫颈病灶可表现为小型溃疡或乳头样病灶，即宫颈表面红润，轻度肥大，质偏硬，黏膜表面见深浅不一的上皮破坏，呈颗粒状的粗糙面，触之易出血，难以与普通宫颈糜烂等慢性宫颈良性病变相鉴别。随着病情的发展，肿瘤的形态开始多样化。根据肿瘤的生长方式和形态，浸润性子宫颈癌的大体分型有以下四种：

（1）糜烂型。宫颈外形可见，肉眼看不到肿瘤，表面糜烂样，也可呈颗粒样粗糙不平，质地较硬，触摸易出血。这种类型多见于早期浸润性子宫颈癌。

（2）菜花型。属于外生型肿瘤，癌瘤生长像菜花样自宫颈向阴道内生长，瘤体较大，血供丰富，质地较脆，接触性出血明显，常伴有感染和坏死灶并存。此型癌瘤较少侵犯宫旁组织。对此型子宫颈癌患者在进行宫颈部位查体时，窥阴器应缓慢推入，同时充分视诊，避免一次性直接推入，造成瘤体破裂大出血。

（3）结节型。属于外生型肿瘤，癌瘤自宫颈外口向宫颈表面形成团块状结节，或者多个结节融合在一起形成大团块，有明显的突起，常常伴有深浅不等的溃疡形成，质地较硬或坚硬，触诊时出血明显。

（4）溃疡型。属于内生型肿瘤，癌瘤自宫颈向宫腔内呈侵蚀性生长，形成溃疡和空洞，有时整个宫颈和阴道穹隆部组织溃烂而完全消失，边缘不规则，组织坏死，质地较硬，分泌物恶臭。此型多见于体质虚弱、体形消瘦、一般状况较差的患者。

3. 宫体体征

晚期子宫颈癌还可以向宫体部浸润，导致宫体固定，活动性差；若有宫腔积脓，可出现宫体增大、触痛明显、高热等症状。

4. 阴道及穹隆部体征

随着病情的发展，癌灶常会累及阴道穹隆，导致穹隆变浅甚至消失。侵及阴道时，可导致阴道狭窄、阴道壁组织发硬、弹性降低。视诊时可采用透明材质的窥阴器，以充分观察阴道情况，避免漏诊。

5. 宫旁组织、膀胱、直肠体征

由于癌灶向周围组织蔓延，可导致宫旁组织受累，使主韧带、骶韧带形成结节状或团块状病灶，致使宫旁组织增厚、挛缩、质地变硬；其后若进一步侵犯盆壁组织，可形成"冰冻骨盆"。此外，癌灶可向前侵及膀胱，向后累及直肠，出现膀胱阴道瘘或直肠阴道瘘等。在三合诊中可扪及直肠阴道隔增厚、变硬，表面不规则；此外，直肠指检时还可触及宫旁、宫骶之间和盆侧壁受累的组织，可表现为包块不规则、活动度差、组织增厚。

三、转移途径

主要为直接蔓延及淋巴转移，血行转移较少见。

(一) 直接蔓延

直接蔓延最常见。癌组织局部浸润，向邻近器官及组织扩散。

(二) 淋巴转移

癌灶局部浸润后累及淋巴管，形成瘤栓，并随淋巴液引流进入局部淋巴结，经淋巴引流扩散。

(三) 血行转移

血行转移极少见。晚期可转移至肺、肝或骨骼等。

四、辅助检查

根据病史和临床表现，尤其有接触性出血者，应考虑子宫颈癌，需做详细的全身检查及妇科三合诊检查，并采用以下各项辅助检查：

(一) 子宫颈刮片细胞学检查

这是子宫颈癌筛查的主要方法。必须在子宫颈移行带处刮片检查，采用巴氏染色分级法。巴氏Ⅲ级及以上，TBS分类中有上皮细胞异常病变时，均应重复刮片检查并行阴道镜下子宫颈活组织检查。

(二) 碘试验

正常子宫颈阴道部鳞状上皮含有丰富的糖原，碘溶液涂染后应呈棕色或深褐色，不着色的区域说明该处上皮缺乏糖原，可为炎症或其他病变。因此，在不着色区域取材行活检，可提高诊断率。

(三) 阴道镜检查

凡是子宫颈刮片细胞学检查Ⅲ级或Ⅲ级以上者，应在阴道镜下检查，观察子宫颈表面有无异型上皮或早期病变，并选择病变部位进行活检。

(四) 宫颈及子宫颈管活组织检查

这是确诊子宫颈癌及癌前病变最可靠和不可缺少的方法。子宫颈无明显癌变可疑区域时，可在子宫颈转化区3、6、9、12点处取材或行碘试验，阴道镜观察可疑病变区取材。子宫颈刮片阳性、子宫颈活检阴性时，应用小刮匙搔刮子宫颈管，刮出物送病理检查。

(五) 子宫颈锥切术

子宫颈刮片检查多次呈阳性，而子宫颈活检阴性或活检为原位癌需确诊的患者，需要做子宫颈锥切术送病理组织学检查以确定诊断。

(六) 其他检查

当子宫颈癌确诊后，根据具体情况，进行胸部X线片、淋巴造影、膀胱镜、直肠镜检查等以确定临床分期。

五、治疗原则

子宫颈癌应根据临床分期、年龄、全身情况制定治疗方案。主要的治疗方法包括手术治疗、放射治疗及化学治疗。

（一）手术治疗

主要适用于 I_{A1} ~ II_A 期的患者。年轻患者可保留卵巢和阴道功能。

（1） I_{A1} 期。行全子宫切除术，对于要求保留生育功能的患者可行子宫颈锥切术。

（2） I_{A2} ~ II_A 期。可行广泛子宫切除术及盆腔淋巴结清扫术，年轻患者可保留卵巢。

（二）放射治疗

适用 II_B 期晚期、III期和IV期的患者，或无法进行手术治疗的患者。可进行腔内照射和体外照射。早期患者以局部腔内照射为主、体外照射为辅；晚期患者则以体外照射为主、腔内照射为辅。

（三）化学治疗

主要用于晚期或复发转移的患者，也可作为手术和放疗的辅助治疗方法。常用的化疗药物主要有顺铂、卡铂、博来霉素、丝裂霉素、异环磷酰胺等。

（四）手术及放疗联合治疗

对于局部病灶较大者，可先做放疗，待癌灶缩小后，再进行手术。手术治疗后有盆腔淋巴结转移、宫旁转移或阴道有残留病灶者，可术后进行放疗，防止复发。

六、护理评估

（一）病史

子宫颈癌的早期症状不明显，一旦出现症状已属中晚期。护士要了解患者的主要症状，如阴道不规则出血情况、异常阴道分泌物的性质及感染症状、是否有压迫症状、是否引起大小便的改变、饮食情况，观察有无贫血和恶病质情况，以及了解患者的月经史、婚育史、性生活史、避孕方式等。

(二) 心理、社会问题

由于年轻子宫颈癌患者人数有上升趋势，更多患者害怕手术带来的疼痛、器官的丧失和生殖能力的丧失；担心放化疗带来的自我形象的改变和严重的不良反应，不能坚持治疗；担心失去家庭和孩子；担心疾病的预后。她们大多能积极应对手术治疗，但放化疗所带来的痛苦是她们难以想象和难以坚持面对的。

七、护理问题

(一) 焦虑

与担心疾病的恶性诊断，担心预后，害怕丧失生殖器官和生殖能力有关。

(二) 知识缺乏

与缺乏疾病相关的治疗和护理知识有关。

(三) 排尿异常

与子宫颈癌根治术后膀胱功能损伤有关。

(四) 有受伤的危险

与子宫颈癌放化疗的不良反应有关。

(五) 疲乏

与子宫颈癌阴道出血、贫血、晚期出现恶病质有关。

(六) 自我形象紊乱

与子宫颈癌治疗生殖器官的丧失、脱发等不良反应有关。

（七）疼痛

与手术组织损伤有关。

八、护理措施

（一）术前护理

（1）手术前评估患者的身心状况及控制焦虑的应对能力，向患者讲解有关疾病的治疗和预防知识，讲解手术前后的注意事项，缓解患者的不安情绪。

（2）阴道准备。术前1天用1：40的络合碘行阴道冲洗2次，冲洗时动作轻柔，防止病变组织破溃出血。对于菜花型子宫颈癌，应做好阴道大出血的抢救准备工作，备齐止血药物和填塞包，备好抢救车。需要行全子宫切除的患者，2次阴道冲洗后，子宫颈处涂甲紫，起到消毒和标记的作用。

（3）肠道准备。视手术范围大小，若行子宫颈癌根治术，则需3天的肠道准备，内容同外阴癌的肠道准备；若行简单的全子宫切除术，术前1天上午口服50%磷酸镁40mL或晚上行110mL甘油剂灌肠1次，起到清洁肠道的作用。

（4）皮肤准备。术前1天备皮，剃除手术部位的汗毛和阴毛，范围自剑突下至会阴部，两侧至腋前线，彻底清洁脐部。

（二）术后护理

（1）根据手术情况，按硬膜外麻醉或全身麻醉术后护理常规，观察患者的意识、神志，保持呼吸道通畅，防止患者躁动及发生意外。

（2）严密监测患者的生命体征，观察阴道出血情况，保持腹部和阴道引流管通畅，观察引流液的性状和量，及时发现腹腔内出血情况。

（3）术后导尿管要保留7~10天，加强导尿管的护理。拔除前2天开始训练膀胱功能，夹闭导尿管并定时开放。拔除导尿管当天，观察患者排尿情况，并于下午测量残余尿，若残余尿量＞100mL，则需继续保留导尿管，继续定时夹闭导尿管，训练膀胱功能。

（4）术后尿瘘的观察。若患者出现以下信号，应高度考虑尿瘘：

①阴道中出现尿液。

②腹腔或阴道引流液增多并伴随尿量减少。

③腰胀痛或剧痛。

④不明原因的低热。

（5）手术后 7~10 天即开始化疗或放疗，由于化疗或放疗会影响腹部伤口愈合，因此伤口拆线要延迟，注意观察伤口愈合情况，先部分拆线，保留张力线，待伤口完全愈合后，再全部拆除缝线。

（6）化疗。一般采用以顺铂为主的化疗方案，如顺铂＋氟尿嘧啶的 PF 方案，或采用放疗＋单纯顺铂增敏的方案。患者按化疗护理常规护理。

（三）放疗护理

放疗是女性生殖器官恶性肿瘤的主要治疗方法之一。放射线可直接作用于细胞的蛋白质分子，使之电离，产生凝结现象，改变其原有的形态和生理功能，造成细胞死亡，放射线也可使组织产生不正常的氧化过程，破坏细胞的主要生理功能。放射线在抑制和破坏肿瘤细胞的同时，也对正常组织产生不良影响。人体各器官对放射线的敏感度不一样，卵巢属于高度敏感，阴道和子宫属于中度敏感。常用的放射源有放射性 ^{60}Co、放射性 ^{192}Ir、^{226}Ra、放射性核素、X 线等。常用的照射方式有体外照射和腔内照射。

1. 放疗前护理

（1）心理支持。大多数患者对放疗缺乏正确认识，治疗前应简明扼要地向患者和家属介绍有关放疗的知识、治疗中可能出现的不良反应及需要配合的事项。

（2）放疗前，要做肝功能、肾功能及血象检查，排空小便，减少膀胱反应，会阴部备皮，用 1：5000 高锰酸钾溶液冲洗阴道 1 次，预防阴道、盆腔感染及粘连，增强放疗效果。准备好窥阴器、子宫颈钳、阴道盒、子宫腔管、纱布等。患者取膀胱截石位，护士协助医师放置阴道盒与子宫腔管，将患者推入治疗间，连接好阴道盒与宫腔管和后装治疗机。

2. 治疗中护理

通过电视机和对讲机与患者联系，观察患者情况，如患者出现心慌、憋气、腹痛等症状，应立即停机进入机房内处理。

3. 放疗后护理

（1）治疗结束后取出填塞纱布并核对数目，防止纱布留置在阴道内，观察阴道有无渗血和出血，如有出血，应用无菌纱布填塞止血；如无出血，可做阴道冲洗，每日 1 次，防止阴道狭窄、粘连。

（2）观察膀胱功能。注意患者排尿情况，如有排尿困难超过 4 小时需导尿。应鼓励患者每日多饮水，饮水量最好＞3000mL/d，注意补充维生素 C、维生素 K，可使用消炎利尿药物预防感染。

（3）注意血象变化。放疗可引起骨髓抑制，使血象降低，其中以白细胞及血小板减少为常见。因此，要注意预防感染和出血情况，嘱患者注意个人卫生及有无皮下出血倾向。如白细胞减少至＜4×10^9/L、血小板降至＜10×10^9/L，应暂停放疗，遵医嘱给予升血象药物治疗，必要时少量输血，采取保护性隔离。

（4）盆、腹腔放疗可造成胃、肠功能紊乱，肠黏膜水肿及渗出，常表现为食欲缺乏、恶心、呕吐、腹痛、腹胀、腹泻等，严重者亦会造成肠穿孔或大出血。反应轻者对症给予流质饮食或半流质饮食，口服维生素 B_6、10%复方樟脑合剂等，严禁进食粗纤维食物，防止对直肠的刺激与损伤；严重者暂停放疗，及时输液，纠正水、电解质紊乱，注意观察大便的性状，及时送检。

（5）外照射时主要是皮肤护理。被照射皮肤经放射线对组织细胞的侵袭可出现皮肤反应，多在照射后 8~10 天出现。放射性皮肤反应一般分为干性皮肤反应和湿性皮肤反应两种。其中，干性皮肤反应表现为皮肤瘙痒、色素沉着及脱皮，无渗出物，不会造成感染，但能产生永久性浅褐色斑。此时应给予保护性措施，用无刺激性软膏如维生素 AD 软膏或羊毛脂涂搽。湿性皮肤反应表现为照射区皮肤有湿疹、水疱，严重时可造成糜烂、破溃。因此要注意放疗区域皮肤的清洁、干燥，避免衣物摩擦，如有水疱，可涂 2% 甲紫；如水疱已破溃，可停止放疗，局部敷以抗生素药物，促使痊愈。因此，护士要随时观察患者皮肤颜色、结构和完整性，嘱患者勿搔抓皮肤，保持皮肤清洁、干燥，内衣及用物应柔软，吸水性好，避免日晒、摩擦、热敷、粘贴胶布及使用含有刺激性的肥皂和化妆品。

(四)心理、社会支持

护士要了解患者在治疗前后的心理变化，选择合适的时间，用恰当的语言向患者讲解病情，同时讲解治愈的希望，让患者尽早摆脱焦虑和恐惧，以良好的心态积极配合治疗。护士还应耐心做好手术前后的健康宣教工作。同时，护士要鼓励患者正确积极地面对放化疗的不良反应，树立战胜疾病的信心，坚持治疗。

(五)健康指导

(1)子宫颈癌治疗后，患者应注意休息，合理锻炼，保持愉快的心情。

(2)随诊。子宫颈癌治疗后，在第1年有50%的复发率，因此，治疗后第2年每3个月随访1次，第3~5年每6个月随访1次，第6年开始每年随访1次。随访内容包括盆腔检查、阴道涂片细胞学检查、高危型HPV检测、胸部X线片及血清肿瘤标志物等。

第三节　子宫肌瘤

子宫肌瘤是女性生殖系统中最常见的一种良性肿瘤，由平滑肌和结缔组织组成，好发年龄为30~50岁。由于许多子宫肌瘤的妇女无症状而未就诊，因此，子宫肌瘤的实际发生率远比报道的高。

一、病因

目前尚不清楚子宫肌瘤发生的原因。因子宫肌瘤多发生于生育年龄的妇女，青春期前少见，绝经后逐渐萎缩，提示其发生可能与女性雌激素有关。另有研究表明，子宫肌瘤的发生与孕激素的过度刺激关系密切，如以孕激素为主的妊娠期子宫肌瘤生长迅速；子宫肌瘤细胞有丝分裂在黄体期明显增高。因此，子宫肌瘤的发生可能与雌激素或孕激素均有关系。

二、分类

（1）按肌瘤生长部位分类，可分为子宫颈肌瘤（10%）和子宫体肌瘤（90%），其中以子宫体肌瘤最常见。

（2）按肌瘤与子宫肌壁的关系，可将其分为以下三类：

①肌壁间肌瘤。占60%～70%，肌瘤位于子宫肌壁间，周围均被肌层包围。

②浆膜下肌瘤。占20%左右，肌瘤向子宫浆膜面生长，并突出于子宫表面，肌瘤表面仅由子宫浆膜覆盖。

③黏膜下肌瘤。占10%～15%，肌瘤向宫腔方向生长，突出于宫腔，仅为黏膜覆盖。

子宫肌瘤常为多个，各种类型的肌瘤可发生在同一子宫，呈多发性子宫肌瘤。

三、临床表现

（一）症状

多数无明显症状，仅在体检时偶然发现。症状与肌瘤部位、有无变性相关，而与肌瘤数目、大小关系不大。常见症状如下：

1.异常子宫出血

这是最常见的症状，表现为月经增多、经期延长。多见于黏膜下肌瘤及肌壁间肌瘤。浆膜下肌瘤月经多正常。肌瘤引起月经异常的原因如下：

（1）宫腔增大，子宫内膜面积增加。

（2）肌瘤影响子宫收缩或血供，造成盆腔慢性充血。

（3）肌瘤合并内膜增生或息肉形成。

（4）肌瘤合并感染等。

2.下腹部包块

肌瘤早期，腹部摸不到肿块，当肌瘤逐渐增大使子宫超过3个月妊娠大小时，较易从腹部触及。肿块位于腹正中部位，实性、活动、无压痛、生长缓慢。

3. 白带增多

肌壁间肌瘤使宫腔面积增大，内膜腺体分泌增多，并伴有盆腔充血使白带增多；悬吊于阴道内的黏膜下肌瘤，其表面易感染、坏死，产生大量脓血性排液，有恶臭的阴道排液。

4. 压迫症状

大肌瘤可压迫邻近器官，从而引起尿频、间歇性溢尿、肾盂积水、盆腔静脉淤血、下肢水肿或便秘。

5. 不育或自然流产

肌瘤引起的不育占 2% ~ 10%。肌瘤引起的自然流产机会是正常妊娠的2 倍。

6. 疼痛

常见下腹部坠胀、腰酸背痛，经期加重。肌瘤红色变性时有急性下腹痛，伴呕吐、发热及肿瘤局部压痛；浆膜下肌瘤扭转可有急性腹痛；子宫黏膜下肌瘤由宫腔向外排出时也可引起腹痛。

7. 继发性贫血

患者由于出血过多，可导致继发性贫血，严重者有全身乏力、面色苍白、气短、心慌等症状。

(二) 体征

与肌瘤的大小、位置、数目及有无变性有关。肌瘤增大超过妊娠 12 周时，下腹部可摸到包块。子宫增大质硬，表面不平。有时浆膜下肌瘤有蒂与子宫相连，有时黏膜下肌瘤脱出阴道口，较大的肌瘤可有变性，检查时子宫变软。

四、肌瘤变性

肌瘤变性是肌瘤失去原有的典型结构。常见的变性有以下几种：

(一) 玻璃样变

又称透明变性，最常见。

（二）囊性变

子宫肌瘤玻璃样变继续发展，肌细胞坏死液化即可发生囊性变，此时肌瘤变软，很难与妊娠子宫或卵巢囊肿相区别。

（三）红色变性

多见于妊娠期或产褥期，为肌瘤的一种特殊类型坏死。患者可有剧烈的腹痛伴恶心、呕吐、发热、白细胞计数升高，检查发现肌瘤迅速增大，有压痛。

（四）肉瘤样变

肌瘤恶变为肉瘤较少见，仅为 0.4% ~ 0.8%，多见于年龄较大患者。

（五）肌瘤钙化

多见于蒂部细小、血供不足的浆膜下肌瘤及绝经后妇女的肌瘤。

五、辅助检查

子宫肌瘤的诊断主要根据症状及盆腔检查，结合辅助检查，如 B 超、宫腔镜、腹腔镜检查等协助诊断。

六、治疗方法

子宫肌瘤的治疗方法应根据患者的年龄、症状，肌瘤的大小和部位，以及是否有生育要求等因素来决定。

（一）随访观察

肌瘤小、无症状，一般不需要治疗，特别是近绝经期的妇女。每 3 ~ 6 个月随访 1 次。若肌瘤明显增大或出现症状，可考虑进一步治疗。

（二）药物治疗

在近绝经期患者，肌瘤小于 2 个月妊娠子宫大小，症状轻或全身情况不宜手术者，可给予药物对症治疗。常用药物有促性腺激素释放激素类似物（GnRH-a）、雄激素、米非司酮等。

（三）手术治疗

当子宫肌瘤患者的子宫大于10周妊娠大小；月经过多继发贫血；有膀胱、直肠压迫症状或肌瘤生长较快；非手术治疗失败；不孕或反复流产排除其他原因时可行手术治疗。手术途径可经腹、阴道或宫腔镜及腹腔镜下切除。术式包括子宫肌瘤切除术和子宫切除术。

七、护理评估

（一）病史

了解患者的年龄、月经史、生育史、是否长期使用雌激素如避孕药等，以及由于肌瘤压迫所伴随的其他症状。

（二）心理状况

了解患者对子宫肌瘤的认识、对自身疾病的心理反应及有无不良情绪等。

八、护理问题

（一）知识缺乏

与缺乏有关疾病和手术的相关知识有关。

（二）疼痛

与手术创伤有关。

（三）自理能力缺陷

与手术后伤口疼痛、输液影响患者自理活动有关。

(四)活动无耐力

与手术创伤和贫血有关。

(五)自我形象紊乱

与手术切除子宫有关。

九、护理措施

(一)术前指导

护士要了解患者手术前焦虑的原因及所承受的心理压力,向她们讲解手术的方式、术前的各项准备工作的方法和目的,以及子宫的切除不会影响性生活或改变女性特征。必要时提供一些科普书籍供患者阅读,让患者以良好的心态积极面对手术。

(二)术前准备及术后护理

同妇科腹部手术和腹腔镜手术护理。

(三)健康指导

(1)出院以后,家里休养环境要安静、舒适,温湿度适宜,注意通风,保持空气新鲜。

(2)根据自身情况适当地活动、锻炼,要注意劳逸结合,逐步恢复自理能力。

(3)在恢复期要多食用富含维生素、蛋白质、高纤维的食物,如瘦肉、蛋类和新鲜的水果、蔬菜等,以尽快恢复身体功能。

(4)注意个人卫生。伤口拆线1周内用温水擦身,1周后可洗淋浴。每日用流动的温水冲洗外阴,并更换内衣裤。3个月内禁止性生活及盆浴。

(5)腹部伤口拆线后2~3天可将覆盖伤口的敷料或纱布揭去,以便观察伤口情况。若伤口出现疼痛、红肿、硬结、渗血、渗液,且伴有体温升高,应及时到医院诊治。

（6）手术后 1~2 周，阴道可有少量粉红色分泌物，此为阴道残端肠线溶化所致，为正常现象。若为血性分泌物，量如月经，并伴有发热，应及时到医院就诊。

（7）不具有手术指征的患者应遵医嘱严格随诊。

第四节　子宫内膜癌

子宫内膜癌是女性生殖器官最常见的恶性肿瘤之一，老年妇女发病居多，平均年龄约 55 岁，年轻患者有增加趋势。子宫内膜癌占女性生殖道恶性肿瘤的 20%~30%，其发病率在乳腺癌、肺癌和大肠癌之后，位居第四。近年来，其发病率有明显上升趋势。

一、病因与发病机制

目前子宫内膜癌的病因尚未得到肯定的结论，但就研究结果而言，可能有两种发病机制。

（一）雌激素依赖型

其发生可能是在无孕激素拮抗的雌激素长期作用下，发生子宫内膜增生症，甚至癌变。根据其流行病学特点，其危险因素包括肥胖、未孕、晚绝经、糖尿病、高血压及其他心血管疾病等。

（二）非雌激素依赖性型

发病与雌激素无明确关系。

二、临床表现

（一）症状

子宫内膜癌最常发生于 60~70 岁的妇女，平均年龄为 60 岁，75% 发生于 50 岁以上的妇女。90% 子宫内膜癌的妇女以不规则阴道流血或排液为首要症状。年轻患者常表现为月经不规则，尤其出现经期延长，经量明显增多，绝经后的女性出现阴道流血，许多人认识到此症状的重要性，一般会在3个月之内就诊。一些妇女有盆腔的紧迫感或不适，提示子宫增大或宫外播散。一些年老的妇女由于宫颈狭窄，也可能不出现出血，但可能有宫腔积血或积脓，导致阴道排脓。此征象常与预后差有关。仅有5%以下的女性无任何症状而诊断为子宫内膜癌。这些无症状的女性通常是为了了解异常刮片结果而行进一步检查时发现，也可能是由于其他原因如子宫脱垂而行子宫切除时发现，或由于不相干的原因而行盆腔超声或CT检查时发现异常情况。如果在宫颈刮片检查时发现恶性细胞，疾病可能已为晚期。

患者和医生必须认真对待围绝经期和绝经后的异常出血。医生应详细询问出血时间和持续时间，不管出血量多少，也不管其持续时间长短，都应仔细检查。引起出血的原因可能是非生殖道、子宫外生殖道或子宫。非生殖道部位常根据病史或检查来决定，包括血尿和大便隐血试验。生殖道子宫外如宫颈、阴道和外阴的浸润癌通常在检查时就可以发现，如发现肿块，必须行活检病理。由于阴道萎缩而引起损伤性出血占所有绝经后出血的15%，此时常发现阴道壁很薄、质脆，但首先需排除由于子宫原因导致的出血。

导致围绝经期或绝经后子宫出血的可能原因包括子宫内膜萎缩、内膜息肉、雌激素替代治疗、增生过长、癌或肉瘤，子宫肌瘤并不是绝经后阴道流血的原因，在绝经后流血的患者中最常见的内膜变化为内膜萎缩，占60%~80%。而内膜萎缩的妇女通常绝经10年以上，内膜活检常得不到足够的组织，或仅有血液和黏液，活检后通常也无出血。内膜息肉在绝经后出血中占10%左右，通过内膜活检或诊刮病理明确诊断。宫腔镜、经阴道超声检查对鉴别内膜息肉有所帮助。未发现和未治疗的息肉可能是持续或反复出血的原因，甚至可能导致不必要的全子宫切除术。但需要注意的是，有时子宫内膜息肉也会癌变。

雌激素治疗是较为肯定的内膜增生过长和癌的危险因素，对绝经后的妇女接受未对抗的雌激素替代治疗，内膜癌的危险性增加6倍左右，而且随着应用时间的延长和剂量的增加，其危险性也会增加。对未服用孕激素而出现出血者，需行内膜活检；而未出现出血者则每年需行超声检查，如发现内膜增厚，则行内膜活检。在绝经后子宫出血者内膜增生过长的发生率为

5%～10%。至于过量雌激素的来源一般认为是由于肥胖、外源性雌激素的应用或有分泌雌激素的卵巢肿瘤，仅10%的绝经后出血患者患子宫内膜癌。

绝经前患子宫内膜癌的女性常表现为异常子宫出血，最常见的是月经过多或时间延长，或已经到通常绝经的年龄仍有周期性出血。对绝经前的妇女有肥胖或慢性无排卵，而且有持续或反复的异常出血，就要考虑到内膜癌的可能性，必要时应给予分段诊刮。年轻且伴有月经失调的患者需及时就诊，行妇科检查和超声检查，以了解有无盆腔肿块，如发现子宫内膜增厚，也需要行分段诊刮，以便及时明确诊断，对因治疗。

一些妇女有下腹胀感或不适，常提示可能子宫增大或子宫外播散。

(二) 体征

虽然肥胖和高血压是常见的伴发因素，但体格检查很少能显示子宫内膜癌的证据。应特别留意常见的转移部位，外周淋巴结和乳房应仔细检查，腹部检查通常无特异性，除非在晚期肿瘤出现腹水或肝转移或大网膜转移。

妇科检查中，阴道口、尿道周围、整个阴道或宫颈均应仔细观察和扪诊，应行三合诊了解子宫大小、活动度、附件有无肿块、旁组织情况以及子宫后陷凹有无结节。

三、转移途径

子宫内膜癌主要转移途径为直接蔓延、淋巴转移，晚期可有血行转移。

(一) 直接蔓延

癌灶初期沿子宫内膜蔓延生长，向上可沿子宫角延至输卵管，向下可累及子宫颈管及阴道。若癌瘤向肌壁浸润，可穿透子宫肌壁，累及子宫浆膜层，广泛种植于盆腔腹膜、直肠子宫陷凹及大网膜。

(二) 淋巴转移

淋巴转移为子宫内膜癌主要转移途径。当癌灶累及子宫颈、深肌层或分化不良时，易早期发生淋巴转移。转移途径与癌肿生长部位有关。

（三）血行转移

晚期患者经血行转移至全身各器官，常见部位为肺、肝、骨等处。

四、辅助检查

对于子宫内膜癌的诊断要依靠直接采取子宫内膜标本，进行病理诊断。

（一）子宫内膜活检

本方法是确诊子宫内膜癌最直接、最有效、最准确的方法。为了弄清病变是否累及子宫颈管，应行"分段诊刮"。操作步骤如下：先刮颈管，颈管深度应根据患者是否绝经及子宫大小进行估计，颈管搔刮后，再探子宫腔，扩张宫颈，最后进入子宫体及子宫体的刮宫。刮出的组织应注明部位，分别送病理检查，以免互相污染或混淆。此为有创性操作，会给患者带来一定痛苦。

（二）B超检查

可以在明确子宫腔内占位的同时，对其与子宫肌层的关系进行评估，对于患者的分期、预后的估价有所帮助。

（三）磁共振（MRI）

可以对肿瘤的情况进行全面评价，对肌层浸润的深度、子宫颈受累、子宫外转移的判断方面具有其他方法无法比拟的优点。

（四）CT

可以对肿瘤的情况进行较为全面的评价，尤其对了解病变的范围和程度有一定价值。

（五）宫腔镜检查

可直接观察子宫腔及子宫颈管内有无癌灶、癌灶的大小及部位，直视下取材活检，减少对早期子宫内膜癌的漏诊。但有可能促进癌细胞的扩散。

（六）血清癌抗原（CA125）测定

有子宫外癌肿播散者，其血清（CA125）值明显升高。

五、治疗原则

对于子宫内膜癌，应根据患者全身情况、病变累及范围及组织学类型选用治疗方法。早期患者以手术治疗为主，晚期则采用手术治疗、放射治疗、孕激素治疗、抗雌激素制剂治疗和化学治疗。

（一）手术治疗

这是首选的治疗方法。手术的目的是进行手术－病理分期和切除癌变的子宫及其他可能存在的转移病灶。

（二）放射治疗

这是子宫内膜癌的治疗方法之一，可进行腔内照射和体外照射。术前放疗可缩小癌灶，为手术创造条件；术后放疗是子宫内膜癌最主要的辅助治疗方法，可明显降低局部复发，提高生存率。

（三）孕激素治疗

对晚期或复发癌、早期要求保留生育功能的患者，可选用孕激素治疗。孕激素受体阳性者有效率可达80%。常用药物有甲羟孕酮、己酸孕酮。

（四）抗雌激素制剂治疗

适应证与孕激素治疗相同。常用药物有他莫昔芬。

（五）化学治疗

适用于晚期或复发子宫内膜癌患者。常用药物有顺铂、多柔比星、紫杉醇、环磷酰胺等。

六、护理评估

(一)病史

绝经后出血是子宫内膜癌的重要信号，应引起高度重视。同时要了解患者的高危因素，如身体过重或肥胖、未孕、绝经晚（≥ 52 岁）、糖尿病、高血压、使用雌激素等。子宫内膜癌的"三联征"是肥胖、高血压和糖尿病，患者常常是三症兼而有之。

(二)社会、心理问题

了解患者对疾病的认识程度及患病后的心理状态。特别是患者要面临手术前的各项检查，内心有无恐惧和焦虑情绪。

七、护理问题

(一)焦虑

与绝经后出血、担心恶性疾病有关。

(二)知识缺乏

与缺乏疾病相关知识有关。

(三)疼痛

与手术创伤有关。

(四)自理能力缺陷

与手术后伤口疼痛、输液影响患者自理活动有关。

(五)活动无耐力

与手术创伤和绝经后出血引起贫血有关。

（六）潜在的受伤

与放射治疗不良反应有关。

八、护理措施

（一）手术护理

同妇科腹部手术护理。

（二）放疗护理

同宫颈癌护理中放疗护理。

（三）化疗护理

同妇科化疗护理。

（四）激素及其他药物治疗护理

对于晚期和复发患者，不能手术或年轻早期子宫内膜癌要求保留生育功能的患者，应考虑孕激素治疗，如醋酸甲羟孕酮或己酸孕酮。在治疗中要注意观察药物的不良反应，一般可引起水钠潴留，出现水肿、药物性肝炎。此时应告知患者不必紧张，停药后，情况会逐渐好转。用他莫昔芬（三苯氧胺）治疗的患者可能出现类似更年期综合征的反应，如潮热、畏寒等，少数患者还可能出现阴道出血、恶心、呕吐。如出现这些症状，应及时就诊。

（五）健康指导

（1）大力宣传科普防癌知识，提高女性防癌普查的自觉性。年龄在40岁以上的妇女每年接受1次妇科检查，注意子宫内膜癌的高危因素，积极治疗高血压、糖尿病。

（2）绝经后出血是危险信号，一旦出现应马上就诊。此时治疗可获得满意的效果。

（3）随诊。治疗后应定期随访，75%～95%的复发在术后2～3年。因此，一般术后 2 ~ 3 年每 3 个月随访 1 次，3 年后每 6 个月 1 次，5 年后每年 1 次。随访内容包括详细病史、盆腔检查、阴道细胞学涂片、胸部 X 线片、血清 CA125 检测等，必要时可做 CT 及 MRI。

第五节　卵巢癌

卵巢肿瘤是女性生殖器官常见的肿瘤，可发生于任何年龄，但多见于生育期妇女。卵巢组织成分非常复杂，是全身各脏器原发肿瘤类型最多的器官。最多见的是卵巢上皮性肿瘤，其次是卵巢生殖细胞肿瘤、卵巢性索间质肿瘤。

卵巢恶性上皮性肿瘤是女性生殖器常见的三大恶性肿瘤之一，5 年存活率仅为 30% ~ 40%，已成为威胁女性生命和健康的主要肿瘤。

一、卵巢肿瘤概述

卵巢组织成分复杂，分类方法多，目前最常用的分类方法是组织学分类法。卵巢肿瘤主要包括上皮性肿瘤、生殖细胞肿瘤、性索间质肿瘤、转移性肿瘤。

（一）上皮性肿瘤

上皮肿瘤占原发性卵巢肿瘤的 50% ~ 70%，其恶性类型占卵巢恶性肿瘤的 85% ~ 90%。肿瘤来源于卵巢表面的表面上皮，是最常见的卵巢肿瘤，多见于中老年妇女。卵巢上皮性肿瘤分为良性、交界性和恶性，其组织学类型主要有浆液性肿瘤、黏液性肿瘤、卵巢子宫内膜样肿瘤、透明细胞肿瘤及未分化癌等。

（二）生殖细胞肿瘤

生殖细胞肿瘤占卵巢肿瘤的 20% ~ 40%。生殖细胞有发生多种组织的功能。未分化者为无性细胞瘤，胚胎多者为胚胎癌，向胚胎结构分化者为畸胎瘤，向外胚结构分化为内胚窦瘤、绒毛膜癌。按组织学类型，可将其分为畸胎瘤、无性细胞瘤、胚胎癌及绒毛膜癌等。其中，畸胎瘤又分为成熟畸胎瘤和未成熟畸胎瘤。成熟畸胎瘤又称皮样囊肿，属于良性肿瘤，占卵巢肿瘤的 10%～20%，占畸胎瘤的95%以上，多发生于20～40岁。未成熟畸胎瘤属于恶性卵巢肿瘤，多发生于11～19岁的年轻女性。该肿瘤的复发及转移率均高，但复发后再次手术可见未成熟肿瘤组织具有向成熟转化的特点，即恶性程度出现逆转。

(三) 性索间质肿瘤

性索间质肿瘤约占卵巢肿瘤的5%。性索间质来源于原始体腔的间叶组织，可向男、女两性分化。性索向上皮分化形成颗粒细胞瘤或支持细胞瘤，向间质分化形成卵泡膜细胞瘤或间质细胞瘤。此类肿瘤常有内分泌功能，故又称功能性卵巢肿瘤。性索间质肿瘤病理分类包括颗粒细胞间质瘤和支持细胞间质瘤。

(四) 转移性肿瘤

体内任何部位的原发癌均可转移至卵巢，占卵巢肿瘤的5%～10%。常见的原发部位有乳腺、肠、胃、生殖器、泌尿道及其他脏器等。

二、病因

卵巢上皮性肿瘤是最常见的卵巢肿瘤。卵巢上皮性癌发展迅速，不易早期诊断，治疗困难，死亡率高。目前尚不清楚卵巢上皮性癌的发病原因，其相关的高危因素主要有以下几种：

(一) 持续排卵

持续排卵使卵巢表面上皮不断损伤与修复，其结果是一方面在修复过程中卵巢表面上皮细胞突变的可能性增加；另一方面，增加卵巢上皮包涵囊肿形成的机会。减少或抑制排卵可减少卵巢上皮由排卵引起的损伤，可能降低卵巢癌发病危险。流行病学调查发现，卵巢癌危险因素有未产、不孕。

(二) 遗传因素

5%～10%的卵巢上皮性癌具有遗传异常。有1个一级亲属患卵巢癌的妇女患卵巢上皮性癌的危险为 5%；有 1 个一级亲属和 1 个二级亲属患卵巢癌的妇女患卵巢上皮性癌的危险高达 7%。这些卵巢癌的家族聚集现象称为家族性卵巢癌，这被认为是基因和环境共同作用的结果。

(三) 环境因素

环境因素是人类卵巢癌主要的病因决定因素。工业发达的国家卵巢癌的发病率高，这提示工业的各种物理或化学产物可能与卵巢癌的发病有关。

三、转移途径

卵巢恶性肿瘤转移途径主要通过直接蔓延及腹腔种植。瘤细胞可直接侵犯包膜，累及邻近器官，并广泛种植于腹膜及大网膜表面。另外，淋巴转移也是恶性卵巢肿瘤的主要转移途径。

四、临床表现

卵巢癌早期无任何症状，出现症状时常常已达晚期。

(一) 症状

卵巢癌的主要症状为腹胀、腹部肿物及腹水。其症状轻重主要取决于肿瘤的大小、位置、侵犯邻近器官的程度，肿瘤的组织学类型及有无并发症。肿瘤若向周围组织浸润或压迫神经，可引起腹痛、腰痛或下肢疼痛；若压迫盆腔静脉，可出现下肢水肿。晚期可出现消瘦、严重贫血等恶病质。

原发性卵巢恶性肿瘤的分期（FIGO，2000）见表 3-1。

表 3-1　原发性卵巢恶性肿瘤的分期（FIGO，2000）

分期	病变程度
Ⅰ期	肿瘤局限于卵巢
Ⅰa	肿瘤局限于一侧卵巢，包膜完整，卵巢表面无肿瘤，腹水或腹腔冲洗液中不含恶性细胞
Ⅰb	肿瘤局限于两侧卵巢，包膜完整，卵巢表面无肿瘤，腹水或腹腔冲洗液中不含恶性细胞

分期	病变程度
Ⅰc	Ⅰa或Ⅰb期肿瘤伴以下任何一种情况：包膜破裂，卵巢表面有肿瘤，腹水或腹腔冲洗液中含恶性细胞
Ⅱ期	一侧或双侧卵巢肿瘤，伴盆腔内扩散
Ⅱa	蔓延和(或)转移到子宫和(或)输卵管，腹水或腹腔冲洗液中无恶性细胞
Ⅱb	蔓延至其他盆腔组织，腹水或腹腔冲洗液中无恶性细胞
Ⅱc	Ⅱa或Ⅱb期肿瘤，在腹水或腹腔冲洗液中找到恶性细胞
Ⅲ期	一侧或双侧卵巢肿瘤，伴显微镜下证实的盆腔外的腹腔转移和(或)区域淋巴结转移。肝表面转移为Ⅲ期
Ⅲa	显微镜下证实的盆腔外的腹腔转移，淋巴结阴性
Ⅲb	腹腔转移灶直径≤2cm，淋巴结阴性
Ⅲc	腹腔转移灶直径>2cm和(或)腹膜后区域淋巴结阳性
Ⅳ期	远处转移(胸腔积液中有恶性细胞，肝实质转移)

(二)体征

三合诊检查在阴道后穹触及盆腔质硬结节，肿块多为双侧，实性或半实性，表面凹凸不平，不活动，常伴有腹水。有时在腹股沟、腋下或锁骨上可触及肿大的淋巴结。

五、辅助检查

(一)妇科检查

通过三合诊检查可触及包块，多为双侧，实性或囊实性，不规则，活动性差，患者常伴有腹水和子宫直肠陷凹结节。

(二)B超

检测肿块部位、大小、形态，提示肿瘤性状，鉴别卵巢肿瘤、腹水和结核性包裹性积液。其诊断的符合率>90%。彩色多普勒超声有助于诊断。

(三) 腹部 X 线片

有助于卵巢畸胎瘤的诊断。

(四) CT 检查

不仅可清晰地显示肿块，还可显示有无肝结节、肺结节及腹膜后淋巴结转移。

(五) 肿瘤标志物

CA125 被认为是目前对卵巢上皮性癌较为敏感的肿瘤标志物，80% 的卵巢上皮性癌患者 CA125 水平高于正常；90% 以上的患者 CA125 水平的高低与病情缓解或恶化相一致，可用于病情检查，敏感性高。其正常值为 35μg/L。甲胎蛋白（AFP）主要用于生殖细胞肿瘤的诊断，内胚窦瘤可以合成 AFP，是诊断内胚窦瘤一个特异的肿瘤标志物，未成熟畸胎瘤患者血清 AFP 升高，约占 43.5%。

(六) 细胞学检查

在腹水或腹腔冲洗液中找到癌细胞。

(七) 腹腔镜检查

可直视肿块的大体情况，并对整个盆腔探查，在可疑部位进行多点活检。抽吸腹腔液进行细胞学检查。

六、治疗方法

(一) 良性肿瘤

卵巢肿瘤一经确诊应手术治疗。手术范围应根据患者的年龄、生育要求及对侧卵巢情况来确定。

(二) 恶性肿瘤

以手术治疗为主，辅以化疗、放疗和其他综合治疗。

1. 手术治疗

这是治疗卵巢上皮性癌的主要手段。应根据术中探查及冷冻病理检查结果决定手术范围。第一次手术彻底性与预后密切相关。对于早期卵巢癌（Ⅰ期、Ⅱ期）应行全面确定分期的手术。晚期卵巢癌应行肿瘤细胞减灭术，术式与全面确定分期的手术相同，手术的主要目的是尽最大努力切除卵巢癌之原发灶和转移灶，使残余肿瘤直径＜2cm，必要时可切除部分肠管或脾等。

2. 化学治疗

这是主要的辅助治疗。卵巢上皮性癌对化疗较敏感，常用于术后杀灭残留病灶及控制复发；也可用于术前，先化疗缩小病灶，再行手术治疗；化疗还可以用于复发的治疗。晚期卵巢癌对一线化疗的反应率可达70%~80%。一线化疗是指首次肿瘤细胞减灭术后的化疗。常用药物有顺铂、卡铂、紫杉醇、环磷酰胺、博来霉素、依托泊苷等。根据病情选用静脉化疗或静脉腹腔联合化疗。腹腔化疗不仅能控制腹水，还能使小的腹腔内残存病灶缩小或消失。二线化疗方案主要针对复发性卵巢癌、耐药性和难治性卵巢癌，常用药物有异环磷酰胺、紫杉醇、托扑替康等。

3. 放射治疗

外照射可用于锁骨上和腹股沟淋巴结转移灶，以及部分紧靠盆壁的局限性病灶的局部治疗。对卵巢上皮性癌，不主张以放疗作为主要辅助治疗手段。

4. 免疫治疗

目前临床上多用细胞因子治疗，如白介素–2、干扰素、胸腺素等，均为辅助治疗手段。可以预见的是，随着基础医学和临床医学的发展，免疫治疗将成为卵巢癌治疗的重要手段。

七、护理评估

(一) 病史

护士应了解患者的年龄、月经史、生育史、主要临床表现，要重视盆腔检查。

(二) 心理问题

卵巢肿瘤未确诊前，患者担心是恶性疾病，表现出焦虑、不安。当确定诊断是卵巢癌时，患者感到恐慌、孤单、痛苦。护士通过与患者及家属的交流，了解其存在的心理问题。

八、护理问题

(一) 焦虑

与担心疾病的恶性诊断有关。

(二) 恐惧

与癌症诊断、面临死亡与家人分离有关。

(三) 知识缺乏

与缺乏疾病相关知识、缺乏手术及化疗注意事项有关。

(四) 营养失调——低于机体需要量

与癌症慢性消耗性疾病、肿瘤晚期恶病质有关。

(五) 疼痛

与手术创伤有关。

(六) 有感染的危险

与肿瘤细胞减灭术、腹部伤口、留置引流管、营养不良、介入性治疗有关。

(七) 潜在的并发症——出血

与肿瘤细胞减灭术创面大、血管断端结扎不紧或结扎脱落、患者凝血功能障碍有关。

(八) 有受伤的危险

与卵巢癌化疗不良反应有关。

九、护理措施

（1）卵巢癌患者入院后，思想负担重，情绪低落。护士要耐心细致地向患者介绍病室环境，增加患者的安全感和信任感，对患者提出的问题要耐心解答，使其能积极配合治疗。

（2）患者卧床时间长，抵抗力差，易造成皮肤压伤。交接班时要查看患者全身皮肤，每2小时翻身1次，按摩骨隆突处，保持床单位的清洁和整齐，预防压力性损伤的发生。

（3）卵巢癌患者饮食宜清淡、易消化，少食多餐，根据病情需要选择营养支持的方法，如鼻饲增加营养物质摄入，也可选择完全胃肠外营养。护士在配制和输入营养液时，应严格无菌技术操作，注意输液速度，预防感染。同时应监测患者血象、肝功能、肾功能、血清蛋白等。

（4）卵巢癌手术护理同妇科手术护理。

（5）卵巢癌术后的尿管、引流管、胃管的护理非常重要。要保持其通畅，观察尿液及引流液的颜色、量、性质，出现异常及时报告医师并给予有效处理。

（6）放疗护理同妇科放疗护理。

（7）化疗护理同妇科化疗护理。

（8）健康指导。卵巢肿瘤治疗后易复发，应坚持长期随访。随访时间为手术后1年内，每个月1次；术后1~2年，每3个月1次；术后2~3年，每6个月1次；术后3年以上，每年1次。

第四章　新生儿疾病防治与护理

第一节　新生儿缺氧缺血性脑病

围产期窒息所致缺氧缺血性脑病（HIE）为新生儿期危害最大的常见病，常引起新生儿死亡和其后神经系统的发育障碍。有 0.2% ~ 0.4% 的足月儿和 60% 的早产儿或小于胎龄儿遭受围生期窒息，其中 10% ~ 60% 可在新生儿期死亡，25% 的成活儿可呈现永久性脑损害，如脑瘫、癫痫、智力低下、学习困难及视听障碍等临床后遗症。我国每年出生的新生儿中，有 7% ~ 10% 的新生儿发生窒息，其中约 1/3 的窒息儿死亡，1.5% 左右的窒息儿出现不同程度的残疾，后果十分严重。

一、病因

宫内窘迫和分娩过程中或出生时的窒息为主要病因；出生后疾病如肺透明膜病、反复呼吸暂停、严重肺炎、心力衰竭和休克等产后因素所致的脑缺氧缺血约占 10%。

二、病理

缺氧缺血性脑病的发病机制与下列因素有关。

(一) 脑血流改变

当窒息缺氧为不完全性，体内出现器官间血液分流以保证脑组织血流量，如缺氧继续存在，这种代偿机制失效，脑血流灌注下降，出现第二次血流重新分布，即供应大脑半球的血流减少，以保证丘脑、脑干和小脑的血灌注量，此时大脑皮质矢状旁区及其下的白质（大脑前、中、后动脉灌注的边缘带）最易受损。如窒息缺氧为急性完全性，上述代偿机制均无效，脑损伤发生在代谢最旺盛部位，即丘脑及脑干核，而大脑皮质不受影响，亦不发生脑水肿。这种由于脑组织内在特性（解剖或代谢）的不同，而使之对损害具有特异的高危性，称作选择性易损伤。缺氧及酸中毒还可导致脑血管自主调节功能障碍，形成压力被动性脑血流。当血压升高过大时，可造成脑室周围毛细血管破裂出血；当低血压出现时，脑血流量减少，又可引起缺血性损伤。

（二）脑组织代谢改变

葡萄糖是脑组织能量的主要来源，但脑组织中储存的葡萄糖十分有限，因此，脑组织对缺氧缺血十分敏感。缺氧时，脑组织的无氧酵解增加，组织中乳酸堆积、ATP 产生减少，细胞膜上钠－钾泵、钙泵功能不足，使 Na^+、Ca^{2+} 与水进入细胞内，导致细胞发生水肿、凋亡和坏死。

三、临床表现

主要表现为意识和肌张力变化，严重者可伴有脑干功能障碍，根据病情程度的不同，可分为轻、中、重三度。

（一）轻度

表现为兴奋、激惹，肢体及下颌可出现颤动，吸吮反射正常，拥抱反射活跃，肌张力正常或增强，呼吸平稳，前囟平，一般不出现惊厥。上述症状出生 24 小时内明显，于 3～5 天逐渐减轻至消失。预后良好，很少留有神经系统后遗症。脑电图正常，影像诊断不一定呈阳性。

（二）中度

表现为嗜睡、反应迟钝、肌张力减低、肢体自发动作减少，可出现惊厥，前囟张力正常或稍高，吸吮反射和拥抱反射均减弱，瞳孔缩小，对光反应迟钝。足月儿上肢肌张力减退比下肢严重，表明病变累及矢状窦旁区；早产儿则表现为下肢肌张力减退比上肢严重，这是早产儿的脑室周围白质软化所致。一般症状在出生后 24～72 小时最明显，病情恶化、反复抽搐、嗜睡程度加深甚至昏迷的患儿很可能留有后遗症。脑电图检查，可见癫痫样波或电压改变，影像诊断常发现异常。

(三) 重度

意识不清，常处于昏迷状态，肌张力消失，肢体自发动作消失，惊厥频繁，反复呼吸暂停，前囟张力高，吸吮反射、拥抱反射消失，瞳孔不等大或放大，对光反应差，心率减慢。重度患儿死亡率高，存活者多数留有后遗症。脑电图及影像诊断明显异常，脑干诱发电位也异常。

四、实验室及其他检查

(一) 血气分析

血气分析提示低氧血症、高碳酸血症和混合性酸中毒，PaO_2 和 BE 值均下降，$PaCO_2$ 增高。血清钠、钙值可降低。

(二) 肌酸激酶同工酶 (CK–BB)

肌酸激酶同工酶可明显增高，为早期诊断和判断预后的重要指标。

(三) 脑 CT 检查

CT 为诊断缺氧脑水肿较直观的影像学诊断方法之一，并且 1989 年新生儿科学术会议制定了 CT 分度标准，具体如下：
(1) 轻度。散在局灶低密度影分布 2 个脑叶。
(2) 中度。低密度影超过 2 个脑叶，白质灰质对比模糊。
(3) 重度。弥散性低密度影，灰质白质界限消失，但基底节、小脑尚正常，侧脑室狭窄受压。

(四) 头颅 B 超

不如 CT 准确直观，能提示脑水肿程度。
有围产期窒息史的足月儿于出生后 2 天内出现神经系统症状 (如意识、肌张力及反射的改变、惊厥等)，并除外严重先天畸形者即可做出 HIE 的诊断。

五、治疗要点

本病的治疗在于尽可能改善已经受损害神经元的代谢功能，防止脑病变在出生后继续恶化，维持机体内环境稳定，纠正因窒息缺氧而产生的各脏器功能损害。

(一) 供氧

可采用多种供氧方法，保持 PaO_2 在 70mmHg 以上、$PaCO_2$ 在 40mmHg 以下。同时注意维持红细胞比容在 45%～60%，以保证其足够的带氧能力。低于 45% 时可少量输血，高于 65% 时必须进行部分换血，以降低血液黏稠度，改善组织缺氧。

(二) 改善脑血流，保证充分的脑灌注

要监测心率、血压、周围循环及尿量。必要时可静脉滴注多巴酚丁胺每分钟 2.5～5μg/kg，或多巴胺每分钟 3～5μg/kg，使收缩压维持在 50mmHg 以上，心率在 100 次 / 分以上。

(三) 抗惊厥

1. 苯妥英钠

苯妥英钠负荷量每次 10～20mg/kg，静脉注射，15～30分钟注射完，2 小时后可给维持量，每日 5～8mg/kg，有效血浓度为 5～15μg/mL。

2. 苯巴比妥

苯巴比妥首次总量 20mg/kg，静脉注射，第一次给 10mg/kg。如抽搐不止，20 分钟后可重复一次。24 小时后可开始维持量治疗，每日 5mg/kg。有效血浓度为 15～30μg/mL。

3. 地西泮

地西泮剂量为 0.1～0.3mg/kg，直接静脉推注，但速度应缓慢，不少于 3 分钟。用于反复惊厥的患儿。

（四）控制脑水肿

脑水肿是引起脑损伤的主要原因。早期因缺氧使脑细胞毒性水肿及局灶性缺血，在不伴有颅压增高时，首先要严格限制液体输入量。有明显颅压增高时，应首选甘露醇，现多提倡小剂量使用。用法如下：20% 甘露醇每次 0.25 ~ 0.5g/kg，静脉注射，每 4 ~ 6 小时 1 次，好转后可延长给药间隔时间，共 3 ~ 5 天。每次用后给呋塞米 1mg/kg 静脉注射，可提高疗效，减轻心脏负担。地塞米松与甘露醇合用降颅压效果更好，持续时间更长，但用药后 12 小时才起作用。用法如下：地塞米松每次 0.5mg/kg，每日 2 ~ 4 次，用 3 ~ 5 天。

（五）保护脑功能

1. 能量合剂

能量合剂包括三磷酸腺苷、胰岛素及辅酶 A，能促进脑细胞代谢，有利于脑功能恢复。

2. 胞二磷胆碱

胞二磷胆碱 100 ~ 125mg 加入 5% ~ 10% 葡萄糖 20mL 静脉点滴。中度 HIE 新生儿用 7 ~ 10 天，重度 HIE 新生儿用 14 ~ 21 天或至临床症状消失。胞二磷胆碱可增加脑血流量，改善脑组织代谢，促进大脑功能恢复及改善意识状态。自出生后第二天开始使用，2 ~ 3 天发挥作用，1 周末作用最强。

3. 脑活素

脑活素剂量 1mL（足月儿）加入 10% 葡萄糖溶液中缓慢静脉滴注，每日 1 次，10 天为一个疗程。本药为一种蛋白水解物，过敏体质者慎用。

4. 吡拉西坦（脑复康）

吡拉西坦改善脑代谢，保护和促进脑皮质的功能恢复。每次 0.1g，每日 1 ~ 2 次。共 3 ~ 6 个月。加用维生素 B_1、维生素 B_6 效果更好。

（六）高压氧治疗

用高压氧舱给氧治疗新生儿缺氧缺血性脑病可取得较好效果。

（七）其他

自由基清除剂如维生素 C、维生素 E、糖皮质激素、复方丹参注射液、苯巴比妥钠可酌情应用。

20 世纪 90 年代，光量子疗法应用于儿科临床，方法是小剂量血在体外抗凝，经紫外线光量子照射及充氧后，再回输体内。其分为自体血光量子疗法和异体血光量子疗法两种。有出血倾向、血卟啉病等忌用。

六、护理诊断

（一）气体交换受损

与无力清除气道内分泌物，导致低氧血症和高碳酸血症有关。

（二）体温过低

与环境温度低下和缺乏保暖措施有关。

（三）有感染的危险

与免疫功能低下有关。

（四）有窒息的危险

与气道分泌物增加及抽搐有关。

（五）恐惧（家长）

与病情危重及愈合不良有关。

七、护理目标

（1）使体温保持正常。

（2）控制惊厥，恢复正常的呼吸功能，维持合适的氧分压（氧饱和度）。

（3）不使发生院内交叉感染。

（4）维持有效循环血量，减少并发症的发生。

八、护理措施

（1）置新生儿于重症监护室，辐射床保温，维持体温在 36.5℃左右。

（2）给予新生儿正确的体位，保证气道通畅，选择有效的氧疗方法，控制吸入气温在 32～35℃，定时翻身、拍背、体位引流，及时去除气道分泌物，保证氧分压或氧饱和度在正常范围。

（3）有惊厥者及时处理，避免脑细胞再度缺氧，每 4 小时评价患儿意识及对外界反应，以了解脑的供氧情况。

（4）有颅内高压者抬高床头 15°～30°，头正中略向后仰，减少搬动，保持环境安静，减少不必要的刺激。换尿布时勿抬高双下肢，保证脑的血流灌注。

（5）合理喂养，病情严重者可适当推迟喂奶时间，一般情况好转后再试喂。对患儿保暖，取侧卧位。

（6）严密观察病情，观察神志、呼吸、瞳孔、前囟的变化，出生后 12 小时内注意新生儿有无意识障碍、肢体颤抖、睁眼、凝视、嗜睡，肌张力减低或增高，拥抱反射过分活跃、减弱或消失，吸吮反射是否减弱等情况，发现异常及时报告医生。

（7）保证充分的脑血流灌注，要监测心率、血压、周围循环及尿量。监测血气、改善通气，维持 $PaCO_2$ 在正常范围。维持红细胞比容在 45%～60%，以保证红细胞足够的带氧能力。

（8）协助医生做好血 pH 值、血气、血糖、血电解质、渗透压、尿素氮、肝功能测定及精确记录液体出入量等，并连续监测各项参数变化。控制脑水肿，按医嘱给予 20% 甘露醇，每次 0.25～0.5g/kg，每 4～6 小时 1 次，地塞米松每次 0.5mg/kg，每 6～12 小时 1 次，并注意观察药物疗效及反应。控制惊厥，按医嘱首选苯巴比妥，负荷量每日 20mg/kg，维持量每日 5mg/kg，静脉注射或肌内注射。注意观察病情变化，发现异常及时通知医生并协助处理。

九、健康指导

（1）加强孕期保健，产时防止新生儿窒息。

（2）出院指导。告知目前病情、日常生活护理和喂养知识、预防各种感染和观察病情方法，嘱定期来院复查生长发育情况。

第二节　新生儿颅内出血

新生儿颅内出血主要由缺氧或产伤引起，早产儿发病率较高，是新生儿早期的重要疾病，预后较差。

一、病因和发病机制

(一) 缺氧

以早产儿多见，病因参阅本章第一节"新生儿缺氧缺血性脑病"。它不仅可引起室管膜下生发层基质出血，还可引起脑实质点状出血或早产儿的蛛网膜下隙出血。

(二) 产伤

足月儿比未成熟儿多见，如头盆不称、胎位异常、胎儿过大、急产等均可造成硬脑膜撕裂伴有静脉窦破裂。胎儿头部过度变形，脑静脉在进入静脉窦处可被扭曲、伸展或撕裂。顶骨过度重叠可使大脑上静脉在进入上矢状窦处被撕裂。

臀位产和急产儿由于胎儿头部来不及变形，容易发生静脉窦撕裂。使用产钳容易造成颅骨凹陷性骨折，压迫脑组织或损伤脑膜。

(三) 其他

快速输注高渗液体、机械通气不当等可致医源性颅内出血；早产儿因颅骨较软，在使用面罩加压给氧、头皮静脉穿刺或气管插管时，常将头部固定于仰卧位，从而压迫枕骨而致小脑出血；母亲有原发性血小板减少性紫癜病史，或孕期使用抗惊厥药 (苯妥英钠、苯巴比妥)、抗结核药 (利福平) 等亦可引起胎儿或新生儿颅内出血。新生儿肝功能不成熟、凝血因子不足也是引起出血的一个原因。

二、临床表现

颅内出血的症状和体征与出血部位及出血量有关。一般在出生后 1～2 天出现。常见症状如下：

(一) 意识形态改变

意识形态改变如激惹、过度兴奋或表情淡漠、嗜睡、昏迷等。

(二) 眼症状

眼症状如凝视、斜视、眼球上转困难、眼震颤等。

(三) 颅内压增高表现

颅内压增高表现如脑性尖叫、前囟隆起、惊厥等。

(四) 呼吸改变

呼吸改变如出现呼吸增快、减慢、不规则或暂停等。

(五) 肌张力改变

肌张力早期增高，以后降低。

(六) 瞳孔

瞳孔大小不对称，对光反应差。

(七) 其他

如黄疸和贫血。

(八) 各种类型颅内出血的特点

1. 硬脑膜下出血
多为产伤所致天幕、大脑镰撕裂和大脑表浅静脉破裂。急性大量出血在数分钟或几小时内神经系统症状恶化，呼吸停止而死亡；亚急性者在出生24小时后出现症状，其中以惊厥为主，有局灶性脑征，如偏瘫、眼斜向瘫痪侧等，亦有症状在新生儿期不明显，而在出生后数月产生慢性硬脑膜下积液，有惊厥发作、发育迟缓和贫血等。

2. 原发性蛛网膜下隙出血

典型症状是出生后第二天发作惊厥，发作间歇情况良好，少量出血者无症状。大多数预后良好，个别病例可因粘连而出现脑积水后遗症，大量出血者常于短期内死亡。

3. 脑室周围—脑室内出血

多见于早产儿，根据头颅 CT 图像，可将其分为四级：Ⅰ级，脑室管膜下出血；Ⅱ级，脑室内出血，无脑室扩大；Ⅲ级，脑室内出血伴脑室扩大；Ⅳ级，脑室内出血伴脑实质出血。Ⅰ、Ⅱ级出血可无症状；Ⅲ、Ⅳ级出血神经系统症状进展快，在数分钟到数小时内，意识状态从迟钝转为昏迷，瞳孔固定，对光反射消失，肌张力低下，有惊厥和去大脑强直状态，血压下降，心动过缓，呼吸停止而死亡；部分患儿在病程中有好转间隙，存活者常留有脑积水和其他神经系统后遗症。

4. 小脑出血

多发生在 < 32 周的早产儿，常合并肺透明膜病、肺出血，临床症状不典型，大多数有频繁呼吸暂停、心动过缓，最后因呼吸衰竭而死亡。

三、实验室及其他检查

(一) 血常规

出血量多者有贫血表现，红细胞比容和血红蛋白下降。

(二) 脑脊液检查

脑脊液为均匀血性，镜检红细胞呈皱缩状。

(三) B 超检查

B 超显示散在广泛或局部高回声区，提示有散在或局灶的脑出血。

(四) CT

CT 检查能精确了解病变类型、部位及程度，并对预后做出估计。

(五) 脑电图 (EEG)

脑电图常显示暴发抑制型的高波幅慢波，有类似 α 活动明显的波幅抑制。病史和临床表现仅能提供诊断线索。如果脑脊液检查为均匀血性并发现皱缩红细胞，则有助于诊断，但检查正常亦不能排除本病，且病情危重时不宜进行此操作。影像学检查有助于确诊，CT 和 B 超检查可提示出血部位和范围，有助于判断预后。

四、治疗要点

(一) 加强护理

保暖、安静、少动、给氧，避免哭闹而加重出血。头正中位或右侧卧位，头肩略垫高 15°~30°。及时清理呼吸道分泌物，静脉液体量限制在 60~80mL/ (kg·d)。出生时即有症状者宜推迟喂奶。应用维生素 K_1、维生素 C 和其他止血药物如酚磺乙胺；亦可少量输新鲜血或血浆 7~10mL/ (kg·d)，以补充凝血基质和纠正贫血。纠正低血糖，按 6~8mg/ (kg·min) 输葡萄糖，使血糖 > 3.36mmol/L，但应注意防止高血糖。维持血气和血 pH 值在正常范围。

(二) 控制惊厥

颅内出血常伴发低血糖和低血钙，故出现惊厥后，先用 10% 葡萄糖酸钙，如果无效，再用地西泮每次 0.3~0.5mg/kg 肌内注射或静脉注射。苯巴比妥每次 5~8mg/kg 或氯丙嗪每次 1~2mg/kg 及水合氯醛等，必要时，6 小时后重复使用。

(三) 降低颅内压

可采用呋塞米，每次 0.5~1mg/kg 静脉注射，地塞米松每日 0.5~1mg/kg

分 2 ~ 3 次静脉注射。慎用甘露醇，当颅内压增高明显，脑干受压症状出现时可用，每次 0.25 ~ 0.5g/kg，30 分钟内静脉注射。

(四) 保护和恢复脑功能

改善脑细胞代谢可用细胞色素 C、辅酶 A、三磷酸腺苷、维生素 C 等。为改善脑缺氧，在有条件的医院可辅助高压氧舱治疗，以减少后遗症的发生。

(五) 呼吸、循环功能衰竭的治疗

有呼吸、循环功能衰竭表现者，可给小剂量呼吸中枢兴奋剂和洛贝林、醒脑静等。

(六) 防治继发感染

及早使用抗生素，以预防肺炎等并发症。

(七) 硬脑膜下穿刺

对硬脑膜下血肿者，可反复做硬脑膜下穿刺治疗。

(八) 脑积水的治疗

恢复期发生脑积水者应及时处理。可口服甘油，每次 1 ~ 1.5mL/kg，每 8 小时 1 次，也可给予地高辛口服，以减少脉络丛分泌脑积液，剂量同抗心力衰竭治疗，维持疗法时可每周停 1 天。但以上方法往往收效甚微，应请脑外科医生协助，酌情进行导管分流术。

五、护理诊断

(一) 潜在并发症脑疝

与颅内出血、脑水肿有关。

(二) 有窒息的可能

与呼吸功能抑制有关。

(三) 有感染的可能

与机体抵抗力降低有关。

(四) 潜在的后遗症

与颅内出血有关。

六、护理目标

(1) 住院期间颅内压降为正常。

(2) 每日获得足够的热量和水分。

(3) 新生儿在住院期间肺功能维持在正常范围即显示正常呼吸型态，无呼吸暂停、无缺氧现象。

(4) 住院期间不发生感染。

(5) 使脑损伤降低到最低程度。

七、护理措施

(1) 保持安静对患儿有绝对重要意义。应尽量少搬动患儿，为防止出血加重，头肩部应稍抬高，尽量不要搬动头部，并取右侧卧位，防止呕吐物吸入气管。患儿烦躁时，遵医嘱给予镇静剂。

(2) 根据病情推迟喂奶，液体和营养液可由静脉补充。待一般情况好转后，开始先试喂糖水，喂奶时不应抱起，喂奶后注意是否出现发绀、呕吐，防止奶液呛入，从而引起窒息。

(3) 清除口腔呕吐物及呼吸道分泌物，保持呼吸道通畅。

(4) 预防感染，病室应与感染患儿分开，保持室内空气新鲜。

(5) 发生惊厥时，按惊厥护理常规护理。

(6) 检查头部有无血肿、产瘤或产伤，若有，应做相应处理，局部用软纱布棉垫包好，以保持皮肤清洁，避免再受损伤而引起感染。

(7) 在恢复期定时翻身，避免局部受压时间过长而引起压疮。肢体保持功能位置，防止关节变形及挛缩。有瘫痪时定时做肢体被动运动，也可配合针灸和推拿治疗。

（8）重点观察患儿的意识状态、呼吸，有无惊叫、惊厥、呕吐等症状。注意前囟、瞳孔、肌张力以及拥抱、觅食、吸吮等反射的改变。如患儿开始为兴奋症状，后转为安静，呼吸规则、发绀消失，说明病情好转；如患儿脸色发灰、呼吸不规则、四肢发凉、肌肉松弛，则提示病情危重，应及时与医生联系并协助处理。

（9）脑疝为本病的严重并发症，护士应注意观察其前期症状。如出现前囟持续膨隆、紧张，肌张力增高，频繁惊厥等，应及时报告医生，早做处理。

（10）注意静脉输液时的速度和量，严格控制滴入量，滴速不宜过快，并观察有无输液反应。注射甘露醇时，要防止外渗。

（11）颅内出血的患儿病情容易变化，有时可突然恶化而导致死亡，要提高警惕，做好急救准备。备置各种急救用品，如氧气、吸引器、气管导管、50%葡萄糖、甘露醇及各种急救药品，以利于及时抢救。给镇静剂及脱水剂时，应按医嘱严格掌握剂量，并做好护理记录。

八、健康指导

（1）做好孕期保健，加强产前检查。

（2）积极去除病因，如对早产、难产、手术产及产时有窒息及其他缺氧、损伤史的新生儿，应限制对早产儿的刺激，减少能引起新生儿血压急剧升高的状态（肌张力增强、呼吸暂停、惊厥等），尽量避免药物因素引起血压升高，避免有害刺激。

（3）密切监护酸碱平衡等。

（4）对新生儿及早产儿，应避免大量或快速注射高渗溶液。

第三节　新生儿败血症

新生儿败血症是指新生儿期细菌侵入血循环并生长繁殖、产生毒素造成的全身性感染。目前，败血症仍是新生儿、早产儿、极低出生体重儿的常见疾病，也是新生儿的重要死因之一。

一、病因和发病机制

新生儿尤其早产儿由于免疫功能不完善，且受围产期的环境因素影响，故易患败血症。

新生儿非特异性和特异性免疫的防御机制与成人不同，一方面未发育成熟，功能尚欠完善；另一方面缺乏"经验"，尚未接触过外环境中的抗原物质。因此，更易感染某些病毒、细菌、真菌和原虫，且病情较重，治疗反应欠佳等。

（一）非特异性免疫反应

新生儿血液中补体 C3 水平低，白细胞吞噬过程中的调理趋化性差。皮肤屏障作用差，如皮肤角质层及真皮层薄弱、胶原纤维粗松、易受机械和物理性损伤；皮肤含水量多；pH 值高，利于细菌生长；消化道肌层薄弱，通透性高，利于细菌通过；淋巴结过滤作用差，不易使感染局限；等等。

（二）特异性免疫反应

1. 体液免疫

（1）IgG。脐血 IgG 等于或稍高于母体水平（可超过母体水平 10%），早产儿、小于胎龄儿、过期产儿的 IgG 水平则低于母体，新生儿期血清 IgG 水平迅速下降，出生 4 周的 IgG 约为脐血水平的 1/2。

（2）IgM。不能通过胎盘。脐血 IgM 含量升高（正常为 40～240mg/L）时，应考虑有宫内感染。IgM 较低时，易患革兰阴性菌感染。

（3）IgA。脐血中 IgA 含量甚微，IgA 不能通过胎盘，故易患呼吸道及消化道感染。若脐血 IgA 增高，同样提示宫内感染的可能性。

2. 细胞免疫

由于正常胎儿在宫内没有接触过病原性的抗原物质，T 细胞反应能力低，出生后 5～10 天未致敏的 T 细胞不能充分发挥细胞免疫作用，因此易患严重的病毒感染，甚至死亡，而缺乏致敏淋巴细胞也容易发生真菌感染。

二、临床表现

可有产程过长、羊膜早破、羊水污染、皮肤黏膜损伤、脐带感染等病史。

常缺乏"典型"表现。一般早期有不同程度的衰弱、食欲低下甚至拒奶、体重不增或下降。体温波动大，发热或反而体温不升。随病情进展，中毒症状明显，嗜睡、烦躁不安或惊厥。黄疸进行性加重、呕吐、腹泻、腹胀、肝脾大。严重病例可见出血倾向，少数可有中毒性心肌炎及循环衰竭表现，如心音低钝、心律不齐、脉搏微弱等。

三、实验室及其他检查

血培养有致病菌生长。血白细胞增高或明显降低，白细胞内有中毒颗粒。C反应蛋白（CRP）增高（≥15μg/mL）。白细胞层涂片检查可发现较多细菌。暴露感染灶或脐部涂片、深部脓液等培养具有参考价值。血浆、浓缩尿的对流免疫电泳、乳胶凝集试验阳性对诊断B族链球菌败血症有所帮助。

四、治疗要点

（一）抗生素治疗

尽量选用杀菌药。在病原菌未明确前，选用球菌、杆菌兼顾的抗生素联合给药，经静脉给药，疗程为2~3周，脓毒败血症则需4~6周。一般先用两种抗生素，明确病原菌后，根据药敏试验调整用药。

（1）指征。对早产儿、具有多种高危因素、临床症状提示感染、白细胞计数异常和CRP增高者，无须等待细菌培养结果，即应及时使用抗生素。

（2）未明确病原菌前，可选择氨苄西林与阿米卡星联合应用，前者每次50mg/kg，每日2次，静脉注射，疑为脑膜炎时剂量加倍，后者7.5~10mg/kg，静脉注射，每日1次；明确病原菌后，可根据药敏试验选择用药，如临床疗效好，虽不敏感亦可暂不换药，一般疗程为7~10天。

（3）严重感染或用上述药物无效者，或疑为医院内革兰阴性菌感染者，或并发脑膜炎者，可用第三代头孢菌素，即头孢噻肟每次50mg/kg，每日2

次，静脉滴注；或头孢曲松钠，每次 50 ~ 100mg/kg，一日 1 次，静脉注射。疑为表皮葡萄球菌感染者可用万古霉素，每次 10 ~ 15mg/kg，一日 2 次，静脉注射；绿脓杆菌感染者则首选头孢拉定，每次 50mg/kg，一日 2 次，静脉注射；厌氧菌感染者首选甲硝唑，每次 15mg/kg，一日 2 次，24 ~ 48 小时改为每次 7.5mg/kg，静脉注射。伊米配能 / 西司他丁钠盐（泰能）为新型 β 内酰胺类抗生素，对绝大多数革兰阳性及革兰阴性需氧和厌氧菌有强大的杀菌作用，剂量为每次 20mg/kg（≤ 36 周），或每次 20 ~ 30mg/kg（> 36 周），每日 2 次，静脉滴注。

（二）支持疗法

供给足够热量，一周内新生儿 50 ~ 60kcal/kg。供给液体量为每日 50 ~ 100mL/kg，用 1/5 张液。输少量鲜血或血浆。

（三）对症处理

保暖。有发绀时吸氧。病情严重或休克者用肾上腺糖皮质激素。惊厥者给予止惊剂。黄疸较重者按高胆红素血症处理，光照疗法或换血，预防核黄疸。局部有脓肿者应切开排脓引流。

（四）治疗并发症

休克者扩充血容量及使用血管活性药物如多巴胺。高胆红素血症时应进行光照疗法，糖皮质激素必须在有效足量抗生素的前提下方可应用。

（五）免疫治疗

1. 免疫球蛋白治疗

尤其早产儿，可用大剂量免疫球蛋白 0.5 ~ 1g/kg，静脉点滴。

2. 部分交换输血

主要用于严重感染、白细胞减少或高胆红素血症，不仅供给抗体、补体、调理素、粒细胞，还可将含毒素或未结合胆红素的血换出来，一般用新鲜肝素化全血（150mL/kg）。

五、护理诊断

(一) 体温调节无效

与感染有关。

(二) 皮肤完整性受损

与脐炎、脓疱疮有关。

(三) 营养失调——低于机体需要量

与吸吮无力、摄入量不足有关。

六、护理目标

(1) 患儿体温正常，生命体征稳定。

(2) 皮肤黏膜创口痊愈，不发生并发症。

(3) 能自行吸奶，维持生长发育的需要。

七、护理措施

(1) 严格做好消毒隔离工作，患儿应当隔离，预防交叉感染。工作人员在护理患儿前后应用肥皂水洗手或用75%酒精甘油擦手，患儿出院后，其使用过的被褥衣物应进行消毒处理。

(2) 供给足够的营养和水分，增强机体抵抗力。喂养时应耐心、细心，能吸吮者宜直接母乳喂哺，吸吮能力较差者可用滴管滴入。不能进食时可采用鼻饲喂养，或通过静脉补充热量、水与电解质。喂时如发现患儿面色有变化，应立即停喂，并寻找原因。所用奶具每次用前应经煮沸消毒。

(3) 每天用温水擦浴，更换衣服，保持皮肤清洁、干燥。如有小脓疱，可用75%酒精棉签擦除脓液后涂甲紫。

(4) 脐部感染时应每天换药，先用3%双氧水溶液清洗、拭净，撒以消炎粉，并敷消毒纱布。换药用具和被污染的敷料必须经高压蒸汽消毒后再处理。

（5）口腔护理常用的清洗液为消毒生理盐水或1：5000呋喃西林溶液。

（6）注意保暖，患儿体温变化较大，应每2～4小时测体温1次。高热者头部置冰袋，并适当解松襁褓及少盖被。四肢发凉、体温不升者应用热水袋或暖箱保暖。

（7）如患儿有呼吸急促、发绀或循环不良表现时，应及时给氧。

（8）患儿的精神状况、对外界刺激的反应性、体温与体重的变化、面色、黄疸、食欲、吸吮力等为病情观察之重点。若经治疗后体温渐趋稳定，对外界反应较灵活，吸吮有力，黄疸渐消退，此乃病情之好转；反之则属于病情恶化，应注意严密观察。

（9）注意观察有无并发症，若患儿出现体温升高、面色青灰、喷射性呕吐、前囟饱满、阵发性尖叫及两眼凝视等，提示并发化脓性脑膜炎的可能；呼吸急促、口唇青紫、口吐白沫、咳嗽等有并发肺炎的可能；对末梢循环不良、体温过低者应检查下肢、臀部、耻骨联合等部位有无皮脂硬化症的发生。

（10）注意出血倾向，观察患儿皮肤、黏膜有无出血，并注意淤点大小及增减情况。重危者可口吐咖啡色液体，大便呈柏油样或便血，此时应及时吸出并清除呕吐物，禁食，并给予氧气吸入、止血药物等抢救治疗。

（11）应密切观察神志与黄疸进展程度，防止核黄疸及中毒性脑病的发生。如患儿发生呻吟、烦躁不安、神志不清，甚至发生惊厥，表示病情在继续恶化，应及时与医生联系，以便及早给予相应处理。

（12）入院后即遵医嘱抽血做常规检验及血培养，以及早明确病原菌。熟练掌握头皮静脉穿刺，使抗菌药物顺利滴入，并严格控制补液速度，了解常用抗菌药物的配伍禁忌、使用方法及注意事项，密切观察药物疗效及反应。

八、健康指导

加强孕妇保健工作，注意对高危孕妇的管理，避免临产时感染；加强临产时监护，防止新生儿感染，保持皮肤及脐部清洁。注意保暖，供给足够热量，鼓励母乳喂养，一遇感染立即隔离治疗。

第四节　新生儿肺炎

新生儿肺炎一般是指感染性肺炎，若发生在宫内和分娩过程中，称作宫内感染性肺炎，但更多的是出生后感染。

一、病因

（一）产前感染

1. 吸入污染的羊水

由于羊膜早破或羊膜炎，阴道内细菌上行污染羊水。一般羊膜早破 12 小时以上，羊水即可被污染，12 ~ 72 小时污染率为 50% ~ 80%。正常胎儿在宫内有浅表呼吸，吸入被污染的羊水导致肺炎。常见菌为大肠杆菌、克雷白杆菌、B 族溶血性链球菌等，常见病毒为肠道病毒、巨细胞病毒、单纯疱疹病毒等。

2. 血行播散

妊娠后期，孕母受风疹病毒、单纯疱疹病毒、巨细胞病毒、肠道病毒或弓形虫感染后，病原体可通过胎盘造成胎儿全身感染，肺炎是全身感染的一部分。

（二）产时感染

因羊膜早破、滞产，使胎盘处于高度伸张状态，通透性增加，产道细菌易侵入羊膜腔内；胎儿吸入被污染的羊水或急产时消毒不严而感染。常见病原菌为大肠杆菌、病毒和 B 族乙型溶血性链球菌。多在出生后 12 ~ 48 小时发病。

（三）产后感染

与呼吸道感染患者密切接触后感染；因患败血症由血行播散至肺；或因在复苏抢救过程中，所用器械消毒不严而引起医源性肺炎。

二、临床表现

宫内感染性肺炎，多数患儿出生时有窒息，复苏后呼吸增快或有轻度呼吸困难，常伴有呻吟。体温波动或有低热。肺部体征通常在出生后12～24小时出现，可有中等或细湿啰音，呼吸音粗糙或降低。2～3天呼吸困难逐渐明显，一般情况也逐渐恶化。由于吸入的细菌较多，故病情较严重，在第一周末迅速出现呼吸衰竭和全身中毒症状。

出生后感染性肺炎先表现为一般感染症状，如拒乳、反应低下、发热或体温不升等，而呼吸道症状常不明显，仅少数患儿有咳嗽；口吐泡沫较多见。若安静时每分钟呼吸超过40次并出现明显的胸式呼吸，提示已有肺部病变，由于呼吸浅快，肺部啰音不易听到，尤其在早产儿和发病早期阶段。后期在肺底及背部可听到细湿啰音，并出现明显的吸气性胸廓凹陷。

三、实验室及其他检查

(一) X 线检查

吸入性肺炎可有肺门阴影加深，肺纹理增粗，肺内有斑片状阴影，以肺底部较多，可伴有肺气肿和肺不张。有时，胎粪吸入者可出现纵隔气肿或气胸。感染性肺炎胸片可见两侧肺纹理增粗，肺纹理周围散布点片状浸润阴影，肺叶外侧带因有代偿性肺气肿常有透亮度增加，透视阴性也不能排除新生儿肺炎。

(二) 血气分析

轻型肺炎血气分析仅提示轻度缺氧，无明显二氧化碳潴留。重型肺炎 $PaO_2 < 50mmHg$，而 $PaCO_2 > 50mmHg$，代谢性酸中毒明显。

(三) 血、尿、大便常规化验

血常规检查白细胞数在感染性肺炎中可升高，体弱或病重者可降低，有明显核左移及中毒颗粒提示有细菌感染；从尿常规可了解肾脏是否受损，大便检查可了解消化道是否出血。

四、治疗要点

(一) 保持一定的温度、湿度

室温保持在 24 ~ 26℃，湿度以 55% ~ 65% 为宜，早产儿和体温不升的患儿可置于暖箱内，保持皮肤温度达到 36.5℃。

(二) 喂养与补液

喂奶以少量多次为宜，以免发生呕吐与误吸。不能进食者可静脉补液，滴入 1/6 张维持液，总量不宜过多，以免增加心脏负担，并严格掌握输液速度，每小时不超过 4mL/kg。

(三) 纠正酸中毒

有代谢性酸中毒者，应根据血气分析 BE 值，按公式用碳酸氢钠予以纠正。

(四) 纠正缺氧

如用鼻管供氧不能改善缺氧症状，可改用面罩或头罩给氧，如仍无改善，可用持续正压呼吸（CDAP），上述方法仍无效，血气分析有 II 型呼吸衰竭时，采用气管插管和人工呼吸器辅助呼吸。

(五) 控制感染

有羊膜早破的孕母在分娩前用抗生素预防胎儿感染，婴儿娩出后继用抗生素 2 ~ 3 天，根据临床表现决定是否停用。宫内和分娩过程中感染的肺炎病原菌多为革兰阴性杆菌，选用氨苄西林、阿米卡星；出生后感染球菌的可能性大，选用美洛西林或头孢氨苄；疑似 B 族溶血性链球菌感染，可用大剂量青霉素（每日 20 万 ~ 30 万 U/kg）；大肠杆菌肺炎选用氨苄西林或头孢哌酮钠（先锋必）；克雷白杆菌肺炎选用阿米卡星或第二代头孢类药物；假单胞菌肺炎选用羧苄西林或头孢他啶；沙眼衣原体肺炎选用红霉素，口服，每日 40 ~ 60mg/kg，用 2 ~ 3 周；病原体不明时，宜用广谱或两种抗生素联合应用。

目前有人主张用甲硝唑治疗，主要针对分娩时感染。目前病毒性肺炎无特效治疗，可酌情选用更昔洛韦、阿糖腺苷、阿昔洛韦、干扰素等。

(六) 对症治疗

(1) 危重患儿可少量多次输血或血浆，纠正酸中毒，维持水电解质平衡。呼吸性酸中毒时，改善通气和供氧。

(2) 并发脓胸时，胸腔穿刺抽脓，液量多和脓气胸者做闭式引流。

(3) 有心力衰竭可给洋地黄，剂量宜偏小。反复呼吸暂停者可给氨茶碱治疗。并发脑水肿给甘露醇及呋塞米处理。

(4) 痰液黏稠时，给予雾化吸入。

(七) 气管内冲洗

重症肺炎患儿呼吸道分泌物较多，$PaCO_2 > 60mmHg$ 时可考虑行气管内冲洗，需用具有喉镜、气管导管、呼吸复苏器、内径 1.0 ~ 1.5mm 的吸痰管、吸引器。

五、护理诊断

(一) 清理呼吸道无效

与呼吸道分泌物增多、咳嗽无力有关。

(二) 有窒息的危险

与呛咳、乳汁吸入有关。

(三) 有心输出量减少的危险

与肺功能不全有关。

六、护理目标

(1) 使患儿生命体征正常，气道通畅，呼吸平稳。

(2) 不发生心力衰竭或窒息等并发症。

七、护理措施

（1）保持室内空气新鲜，室温24~26℃，湿度55%~65%。

（2）喂养宜多次少量，一次不要喂得太饱，以防呕吐。

（3）高热者给予物理降温，体温不高者给予保暖。

（4）保持呼吸道通畅，勤翻身，多拍背，以利于循环和分泌物引流。因黏稠分泌物阻塞呼吸道，可采用超声雾化吸入，促进分泌物排出。

（5）给氧时要湿化，常用氧流量每分钟1~2L，缺氧者可每分钟2~4L，浓度以逐渐增加为宜。用氧时间不可过长。

（6）密切观察病情变化，注意生命体征、肝大小、有无呕吐、血气分析结果等，及时发现并发症。

（7）补液时加强巡视，控制滴速5mL/（kg·h），发现异常及时报告医生处理。

（8）胎粪吸入性肺炎在入院最初数小时内应每隔30~60分钟进行一次胸部理疗和口咽部吸引，呼吸窘迫减轻后，2~4小时进行一次，分泌物黏稠时，可采用氧气雾化吸入疗法，普通肺炎视病情而定。

八、健康指导

做好孕妇保健，防止胎内感染。如母亲有感染，急难产娩出的新生儿均应选用抗生素预防。注意新生儿保护，避免交叉感染。

第五节　新生儿黄疸

黄疸为一种重要的临床体征，是由于体内胆红素的增高引起皮肤、黏膜或其他器官黄染的现象。成人血清胆红素＞34μmol/L时，巩膜和皮肤可见黄染；新生儿由于毛细血管丰富，血清胆红素＞85μmol/L时才出现皮肤黄染。婴幼儿和成人出现黄疸是病理表现，而新生儿黄疸则分为生理性黄疸和病理性黄疸。

一、病因

胆红素主要来源于每天约 1% 老化破坏的红细胞，最初为间接胆红素（脂溶性），需吸附于血清白蛋白运至肝脏，在肝细胞中经过酶的作用进行处理后转化成直接胆红素（水溶性），可由肾脏及粪便排出。新生儿时期胆红素代谢方面有以下特点：

（1）胆红素生成较多。新生儿每日生成的胆红素为成人的 2 倍以上，这是由于新生儿初生时红细胞数相对较多；其寿命比成人短 20～40 天，且破坏快；旁路胆红素来源多，和血红素加氧酶在出生后 7 天内含量高，产生胆红素的潜力大。

（2）肝功能不成熟。肝细胞内 Y、Z 蛋白含量低，对胆红素摄取能力差，5～15 天达到成人水平；肝细胞内尿苷二磷酸葡萄糖醛酸基转移酶的量及活力不足，形成结合胆红素的功能差。

（3）肠肝循环特殊。新生儿刚出生时，肠道内正常菌群尚未建立，不能将进入肠道的胆红素转化为尿胆原和粪胆原，且新生儿肠道内 β - 葡萄糖醛酸苷酶活性较高，将肠道内结合胆红素水解成葡萄糖醛酸和未结合胆红素，而后者又被肠壁吸收，经肝门静脉到达肝，加重了肝的负担。因此，新生儿摄取、结合、排泄胆红素的能力仅为成人的 1%～2%，极易出现黄疸。

二、临床表现

（一）生理性黄疸

（1）黄疸出现时间较晚。一般足月儿在出生后 2～3 天，早产儿在出生后 3～4 天。

（2）黄疸持续时间较短。足月儿出生后最晚 14 天消退，早产儿最长可延迟至 4 周完全消退。

（3）黄疸程度较轻。血清总胆红素峰值足月儿 < 221μmol/L，早产儿 < 256μmol/L。

（4）血清胆红素性质。以未结合胆红素为主，结合胆红素 < 26μmol/L。

（5）伴随病症。无伴随病症，一般全身情况较好。

（6）其他。预后好，一般无须特殊治疗。

（二）病理性黄疸

（1）黄疸出现时间较早或较晚。一般常于出生后24小时内即出现，或于出生后1周或数周才出现。

（2）黄疸持续时间较长。足月儿常超过2周，早产儿常超过4周，或黄疸退而复现。

（3）黄疸程度较重。足月儿血清总胆红素峰值＞221μmol/L，早产儿＞256μmol/L；结合胆红素＞34μmol/L。

（4）黄疸进展快。血清胆红素每日上升＞85μmol/L，或呈进行性加重。

（5）伴随病症。均有伴随病症。

（6）其他。预后随原发病而异，多需采用中西医结合治疗。

（三）母乳性黄疸

发生率为0.5%～2%，多于出生后4～7天出现黄疸，2～3周达到高峰，血清胆红素可＞342μmol/L，但尚无核黄疸报告。胆红素在停止哺乳24～72小时即下降，3天仍不明显降低者可除外母乳性黄疸。患儿胃纳良好，体重增加，无引起黄疸的其他原因。继续哺乳1～4个月，胆红素亦降至正常。尚未肯定确切原因，目前认为是β-葡萄糖醛酸苷酶含量丰富，活性又高，当新生儿开奶延迟、摄入量不足、肠蠕动减少时，β-葡萄糖醛酸苷酶可分解，结合胆红素还原成未结合胆红素而在肠道内吸收增加，显现黄疸。积极加喂母乳，肠蠕动增加、肠壁再吸收减少，黄疸可望自然消退。

三、治疗要点

（一）产前处理

（1）血浆置换术。孕妇产前监测血清Rh抗体效价不断升高者，可予反复血浆置换治疗，以换出抗体，减轻溶血。

（2）宫内输血。若胎儿有严重贫血而肺尚未成熟者，可行宫内输血。

（3）肝酶诱导剂。孕妇在产前1～2周口服苯巴比妥90mg/d，以增加胎儿肝细胞酶的活力。

（4）提前分娩。若羊水检查胆红素浓度明显增高而胎肺已发育成熟，可考虑提前分娩，以减轻胎儿受累。

（二）新生儿治疗

重点是纠正贫血，降低血清胆红素，防止胆红素脑病。注意保暖，纠正缺氧，防止低血糖。

1. 一般治疗

在严密观察黄疸进展的条件下，轻症可行一般治疗，以牛奶喂养。

（1）酶诱导剂。苯巴比妥及尼可刹米均能诱导肝细胞微粒体中葡萄糖醛酸转移酶的活性，加速与间接胆红素结合，两者联合使用可提高疗效。苯巴比妥尚能增加 Y 蛋白，促进肝细胞对胆红素的摄取，用量每日 5～8mg/kg，尼可刹米每日 100mg/kg，均分次口服。

（2）白蛋白或血浆。白蛋白可与胆红素结合，以减少未结合胆红素的游离。按 1g/kg，加 10% 葡萄糖静脉滴注；或用血浆每次 20～30mL 静脉滴注。

（3）口服或静脉注射葡萄糖。有利于葡萄糖醛酸生成，促进胆红素代谢。

（4）糖皮质激素。具有阻止抗原抗体反应、减少溶血、激活肝酶、增加葡萄糖醛酸与胆红素结合的作用。氢化可的松每日 6～8mg/kg 静脉点滴，或泼尼松每日 1～2mg/kg 口服。

（5）青霉胺。每日 400mg/kg，分次口服；或每日 300mg/kg，分 4 次静脉注射。

（6）活性炭。活性炭能吸附肠道内的游离胆红素，从而减少胆红素的重吸收。10% 活性炭水溶液每次 5mL，胃管饲入，每 2 小时 1 次，可连续使用。

2. 光照疗法

在光的作用下间接胆红素能氧化成为一种水溶性的产物，那就是光 - 氧化胆红素，即双吡咯，使之能经胆汁和尿排出体外。如已明确为本症，出现黄疸时即用光照疗法在相当大程度上能减少换血，但不能完全代替换血。促进胆红素转化最有效的光波长为 450～460nm。因蓝光波长为 425～476nm，故多选用蓝光照射。光照疗法在处理间接胆红素方面比酶诱导剂作用快，而且疗效好，尤其对未成熟儿效果较好。

光照疗法有以下两种：

（1）单面光照。

（2）双面光照。灯管与皮肤间的距离为33~50cm，光照疗法时，应注意箱内温度保持在28~33℃，相对湿度为55%~65%。患儿应裸体进行24小时连续照射，总疗程为48~72小时。光照疗法不能阻断溶血的进行，故需要注意贫血程度，必要时需适量输血。

光照疗法中应注意以下几点：

（1）随时观察并记录黄疸的消失情况，定时查血清胆红素。若胆红素继续升高超过342μmol/L，或有核黄疸征象时，应及时考虑换血。

（2）要用黑布或黑纸保护双眼及胸部，以避免眼睛损害及诱发动脉导管未闭；光照疗法会使不显性失水增加，应注意补充水分。

（3）能引起稀便或呕吐，停止光照疗法后症状即可消失。

（4）还可引起青铜症，停止光照疗法后如肝功能正常能自行恢复。

3. 换血疗法

换血是抢救严重新生儿溶血症（HDN）的重要措施，目的是换出抗体和已致敏的红细胞，防止溶血进一步发展；换出胆红素，防止出现核黄疸；纠正贫血，预防多脏器功能衰竭。

4. 核黄疸的治疗

主要在于预防。对已经发生核黄疸者，仍需积极采取措施，降低高间接胆红素血症。

四、护理诊断

（一）皮肤、黏膜受损

与血中胆红素浓度升高致皮肤不适、抵抗力下降有关。

（二）潜在并发症

胆红素脑病、心功能不全。

五、护理目标

（1）黄疸减轻或消失。

（2）患儿住院期间不发生感染。

（3）患儿住院期间体重不低于标准体重的10%。

（4）加强患儿家长对此病的认识。

六、护理措施

（1）病室要求阳光充足，避免交叉感染。

（2）及时喂养可促使肠道内正常菌群建立，打断新生儿特殊的肠肝循环，有利于降低血液中间接胆红素的浓度。黄疸患儿食欲较差，喂养时需耐心。

（3）加强臀部及皮肤的护理。

（4）观察并记录黄疸出现的时间、速度、程度及色泽。注意观察大小便的变化。尿色的改变常先于皮肤、巩膜的改变。部分黄疸患儿大便呈灰白色，如新生儿肝炎或胆道闭锁者。观察大便时，要检查大便的中心部分。如大便原为灰白色，转黄时仅大便表层变黄，中心部分仍为灰白色，黄疸持续加深，说明病情严重，可能为胆道闭锁；如大便均匀发黄，黄疸逐渐消退，说明病情好转，可能为肝炎。

（5）注意有无核黄疸的早期症状，如肌张力低下、嗜睡或精神萎靡、吸吮反射减弱等；观察有无出血倾向；注意观察生命体征及一般情况，有无呼吸障碍、心功能不全等情况。

（6）进行蓝光治疗时，要严格执行操作规程，观察并处理蓝光治疗的不良反应，蓝光治疗期间多喂水，必要时可给静脉输液。定时监测箱内温度（28～33℃）、湿度（55%～65%）。用眼罩遮盖双眼，避免蓝光损害视网膜，男婴注意保护阴囊。每2～4小时测量体温1次。注意桌面照光每4小时翻身1次。每次记录光照疗法开始及停止时间。

（7）需进行换血时，应做好手术室的空气消毒，严格遵守操作规程。注意观察病情变化，如黄疸加重，并且有嗜睡、吸吮减弱、拒乳、肌张力减低，则提示有核黄疸的可能，应及时通知医生，并配合抢救，备好血及各种药品和物品。如患儿两眼凝视、肌张力增高、尖叫、痉挛发作，立即给予氧气吸入。

七、健康指导

(1)使家长了解病情，取得家长的配合。

(2)对于新生儿溶血症，做好产前咨询及孕妇预防性服药。

(3)发生胆红素脑病者注意后遗症的出现，给予康复治疗和护理。

(4)若为母乳性黄疸，嘱可继续母乳喂养，如吃母乳后仍出现黄疸，可改为隔次母乳喂养逐步过渡到正常母乳喂养。若黄疸严重，患儿一般情况差，可考虑暂停母乳喂养，黄疸消退后，再恢复母乳喂养。

(5)若为红细胞葡萄糖 –6– 磷酸脱氢酶（G–6–PD）缺乏者，需忌食蚕豆及其制品，患儿衣物保管时勿放樟脑丸，并注意药物的选用，以免诱发溶血。

第五章 儿童感染性疾病防治与护理

第一节 麻疹

麻疹是麻疹病毒引起的一种急性出疹性呼吸道传染病。临床上以发热、上呼吸道炎（咳嗽、流涕）、结膜炎、口腔麻疹黏膜斑（又称柯氏斑 Koplik's spots）及全身斑丘疹为主要表现。本病传染性强，易并发肺炎。病后免疫力持久，大多终身免疫。随着麻疹减毒活疫苗的普遍接种，麻疹的流行已得到控制，目前我国的总发病率低于 0.1‰。

麻疹病毒是一种副黏液病毒，仅有一个血清型，抗原性稳定。病毒不耐热，对日光和消毒剂均敏感，但在低温下能长期存活。

麻疹病毒侵入易感儿后出现 2 次病毒血症。麻疹病毒侵入呼吸道上皮细胞及眼结合膜，在局部繁殖，同时有少量病毒释放入血形成第 1 次病毒血症；此后病毒在全身单核巨噬细胞系统内大量复制、繁殖，大量病毒再次侵入血流，造成第 2 次病毒血症，引起全身广泛性损害而出现一系列临床表现如高热和出疹，此时传染性最强。

一、临床表现

未接种过麻疹疫苗或接种失败、未用过免疫球蛋白的小儿，感染麻疹病毒后常为典型表现。典型临床表现分为四期。

(一) 潜伏期

一般为 6~18 天，平均为 10 天。可有低热、全身不适。

(二) 前驱期

一般为 3~4 天。主要表现有轻度到中度的发热、上呼吸道感染和麻疹黏膜斑。发热同时出现咳嗽、流涕、打喷嚏、咽充血等卡他症状，眼结膜充血、流泪、畏光是本病的特点。在出疹前 24～48 小时，在第三磨牙对应的颊黏膜上出现麻疹黏膜斑，为本病的早期诊断依据。同时伴有精神萎靡、全身不适、食欲减退等。婴儿尚有呕吐、腹痛及腹泻等消化系统症状。

（三）出疹期

多在发热后 3～4 天按一定顺序出现红色皮疹：耳后、发际、面部、颈部、躯干、四肢，最后达手掌、足底。皮疹初为红色斑丘疹，充血，疹间有正常皮肤，不伴痒感，以后部分融合成片，色加深为暗红。此时全身中毒症状加重。

（四）恢复期

一般 3～5 天，皮疹出齐后按出疹顺序消退，疹退后，皮肤有糠麸样脱屑及褐色色素沉着。体温下降，全身情况好转。

二、辅助检查

（一）血常规

外周血中性粒细胞和白细胞总数减少，淋巴细胞相对增多。淋巴细胞严重减少提示预后不好。

（二）病原学检查

在感染早期进行，在鼻咽部分泌物中分离出麻疹病毒或检查到麻疹病毒抗原具有早期诊断价值。

（三）血清学检查

ELISA 测定血清特异性 IgM 和 IgG 抗体，敏感性和特异性均好。用免疫荧光法检测鼻咽部脱落细胞内的麻疹病毒抗原是一种早期快速的诊断方法。

三、治疗原则

加强护理，对症治疗，预防感染。

(一) 一般治疗

注意补充维生素，尤其是维生素 A 和维生素 D。保持水、电解质及酸碱平衡，必要时静脉补液。

(二) 对症治疗

体温超过 40℃者酌情给予小量 (常用量的 1/3 ~ 1/2) 退热药，伴有烦躁不安或惊厥者给予镇静药，咳嗽重者可服止咳药并行超声雾化吸入。

(三) 中药治疗

前驱期以辛凉透表为主，出疹期以清热解毒、透疹为主，恢复期则以养阴、清余热、调理脾胃为主。

(四) 并发症治疗

有并发症者给予相应治疗。

四、护理诊断

(一) 体温过高

与病毒血症、继发感染有关。

(二) 皮肤完整性受损

与皮疹有关。

(三) 营养失调：低于机体需要量

与消化吸收功能下降、高热消耗增多有关。

(四) 有感染的危险

与免疫功能下降有关。

(五) 潜在并发症

1.肺炎

与免疫抑制、继发细菌感染有关。

2.喉、气管、支气管炎

与麻疹病毒感染和继发细菌感染有关。

3.麻疹脑炎

与麻疹病毒感染波及脑组织有关。

五、护理措施

1.一般护理

(1) 卧床休息，保持室内空气流通，保持室内空气新鲜、阳光充足，避免对流风，室温维持在 18 ~ 22℃，湿度 50% ~ 60%。

(2) 给予容易消化的食物，少食多餐，避免生冷、坚硬食物，多喝水。

2.控制体温

前驱期、出疹期体温不超过 40℃ 者一般不退热，注意水分和营养的摄取，不宜用药物或物理方法强行降温，尤其禁用酒精擦浴、冷敷。若体温＞40℃ 伴有惊厥或过去有高热惊厥史者，可适当使用少量的退热剂降温，烦躁可适当给予镇静剂。

3.保持皮肤黏膜的完整

保持皮肤清洁、干燥，每天应用温水擦浴并更衣一次，勤换床单，勤剪指甲，出汗较多时及时用干净、柔软的毛巾擦干。观察皮疹变化，脱屑时避免抓挠，以防皮肤破损后引发细菌感染。眼部分泌物多者，每天用生理盐水清洗眼部 2 次，并滴入抗生素眼液。鼻腔分泌物多者，可轻柔清除。加强口腔护理，多喝水。

4.密切观察病情

观察体温，每 4 小时测一次体温。观察皮疹的出疹、消退情况。观察有无高热不退、呼吸困难、发绀、气促等肺炎的表现；观察有无心脏扩大、心律失常、心音低钝等心肌炎的表现；观察有无声音嘶哑、吸气性呼吸困难、"三凹征"等急性喉炎的表现；观察有无头痛、呕吐、嗜睡、昏迷等脑炎的表现。

5.预防感染的传播

（1）管理传染源：患儿隔离至出疹后 5 天，合并肺炎者应延至出疹后 10 天，接触的易感患儿隔离观察 3 周，并给予被动免疫制剂。

（2）切断传播途径：病室、居室每天用紫外线消毒，衣被及玩具在太阳下暴晒。

（3）保护易感人群：对 8 个月以上未患过麻疹的小儿应接种麻疹疫苗，7 岁时复种。易感儿接触麻疹后 5 天内注射免疫球蛋白。

六、健康教育

由于麻疹传染性强，为控制疾病的流行，应向家长介绍麻疹的流行特点、隔离时间、早期症状等，使其有充分的心理准备，积极配合治疗。无并发症的患儿可在家中治疗护理。指导家长做好消毒隔离、皮肤护理及病情观察等，防止继发感染。

第二节 水痘

水痘是由水痘－带状疱疹病毒引起的急性呼吸道传染病，传染性极强，易感儿接触水痘患儿后几乎均可患病，感染后可获得持久的免疫力，但以后可发生带状疱疹。临床上以皮肤黏膜分批出现的斑疹、丘疹、疱疹、结痂共同存在为特征。

水痘－带状疱疹病毒即人类疱疹病毒 3 型，仅一个血清型。在小儿时期，该病毒原发感染为水痘，恢复后病毒可长期潜伏在脊髓后根神经节或脑神经的感觉神经节内，少数人在青春期或成年后，病毒可以被激活，再次发病，表现为带状疱疹。

病毒经口、鼻进入人体，在呼吸道黏膜细胞内繁殖，2~3 天进入血液，产生病毒血症，可在单核巨噬细胞系统内再次增生后入血，引起第二次病毒血症而发病。病变主要损害皮肤，由于病毒侵入血液往往是间歇性的，故临床表现为皮疹分批出现。病变表浅，一般不留瘢痕。黏膜病变与皮疹类似。

一、临床表现

(一) 典型水痘

潜伏期多为2周。表现为低热、不适、厌食、流涕、咳嗽等。常在起病当天或次日出现皮疹。其特点为：

(1) 皮疹分批出现，开始为红色斑疹或斑丘疹，迅速发展为清亮、椭圆形小水疱，周围伴有红晕。疱液先透明而后浑浊，且疱疹出现脐凹现象，易破溃，常伴瘙痒，2~3天开始干枯结痂。由于皮疹演变过程快慢不一，故同一时间内可见上述3种形态皮疹同时存在，这是水痘皮疹的重要特征。皮疹脱痂后一般不留瘢痕。

(2) 皮疹呈向心性分布，躯干多，四肢少，这是水痘疱疹的又一特征。

(3) 黏膜疱疹可出现在口腔、咽、眼结膜、生殖器等处，易破溃形成溃疡，疼痛明显。水痘多为自限性疾病，10天左右自愈。

(二) 重型水痘

发生于肿瘤或免疫功能低下的患儿，患儿全身中毒症状较重，高热，皮疹分布广泛，可融合形成大疱型疱疹或出血性皮疹，可继发感染甚至引起败血症，病死率高。

(三) 先天性水痘

孕妇患水痘时可累及胎儿。妊娠早期感染，可致新生儿患先天性水痘综合征，导致多发性先天性畸形和自主神经系统受累，患儿常在1岁内死亡，存活者留有严重神经系统伤残。接近产期感染水痘，新生儿病情多严重，死亡率高。

(四) 并发症

常见为皮肤继发性细菌感染。少数病例可发生心肌炎、肝炎等。水痘肺炎小儿少见，临床症状迅速恢复，X 线肺部病变可持续 6～12 周。

二、辅助检查

(一) 血常规

白细胞总数大多正常，继发细菌感染时可增高。

(二) 疱疹刮片检查

用瑞氏染色可见多核巨细胞，用苏木素－伊红染色查见核内包涵体，可供快速诊断。直接荧光抗体染色查病毒抗原也简捷有效。

(三) 血清学检查

补体结合抗体高滴度或双份血清抗体滴度 4 倍以上升高可明确病原。

三、治疗原则

抗病毒药物阿昔洛韦最常用，一般在出疹后 24 小时内开始使用，泛昔洛韦口服吸收更有效。继发细菌感染时酌情应用抗生素。皮质激素对水痘病程有不利影响，并可导致水痘播散，不宜使用。并发脑炎者给予对症处理，包括给氧、降低颅内压、保护脑细胞、止惊等措施。

四、护理诊断

(一) 皮肤完整性受损

与水痘病毒感染出现皮疹和 (或) 继发细菌感染有关。

(二) 舒适的改变

与水痘致皮肤瘙痒有关。

（三）有传播感染的危险

与水痘传染性强有关。

（四）潜在并发症

肺炎、脑炎。

五、护理措施

（一）维持皮肤完整

保持床单清洁干燥，每天用温水擦浴1次（不用肥皂）。皮肤疱疹可涂阿昔洛韦软膏。勤剪指甲，防止抓伤或挠伤皮肤而导致继发感染。继发感染时涂抗生素药膏。做好口腔护理，有黏膜疱疹者可用生理盐水漱口。

（二）预防感染

水痘患儿要隔离至疱疹全部结痂为止或出疹后7天。易感者避免接触水痘患儿，若已接触，要密切观察3周，72小时内肌注带状疱疹免疫球蛋白能预防或减轻症状。

（三）密切观察病情变化

水痘预后良好，偶有播散性水痘，并发肺炎和脑炎。观察患儿神志、体温、呼吸、皮疹情况，有异常情况及时报告医生并采取相应措施。

（四）用药护理

发热者忌用阿司匹林，避免使用肾上腺皮质激素类药物。

六、健康教育

水痘是自限性疾病，预后良好，一般10天左右自愈。无并发症者即可在家进行隔离护理，消除家长和患儿的思想顾虑。指导患儿家长有关水痘的隔离、护理知识。叮嘱家长如果患儿神志、体温、呼吸、皮疹情况出现异常改变时，立即就诊。

第三节 猩红热

猩红热是由 A 组 β 型溶血性链球菌所致急性传染病。以发热、咽炎、草莓舌、全身弥漫性鲜红色皮疹、疹退后皮肤脱屑为特征。少数患儿病后 2~3 周可发生急性肾小球肾炎或风湿热。

病原菌为 A 组 β 型溶血性链球菌，对热及干燥的抵抗力较弱。细菌侵入局部组织如咽峡、腭扁桃体、皮肤伤口等发生急性炎症和脓性渗出物。细菌所产生的透明质酸酶等可溶解纤维蛋白和组织，使感染向四周扩散，也可经血源播散。溶血性链球菌产生的红疹毒素可引起皮肤的炎症病变，真皮质毛细血管充血、水肿、白细胞浸润和上皮细胞增生，形成典型丘状棘皮疹，最后表皮死亡而脱落，形成特征性脱皮。肝、脾、心肌、肾、淋巴结、关节滑膜等组织有不同程度充血、浑浊、肿胀等炎症变化。

一、临床表现

(一) 潜伏期

1~12 天，一般为 2~5 天。

(二) 前驱期

起病急、畏寒、高热，多为持续性，常伴有头痛、恶心、呕吐、全身不适、咽部红肿、扁桃体化脓等。

(三) 出疹期

1.皮疹

多在发热后第 2 天出现，始于耳后、颈部及上胸部，24 小时左右迅速波及全身。皮疹的特点为全身弥漫性充血的皮肤上出现分布均匀的针尖大小的丘疹，压之褪色，触之有砂纸感，疹间无正常皮肤，伴有痒感。皮疹约

48小时达高峰，然后体温下降，皮疹按出疹顺序在2~4天消失。

2.特殊体征

腋窝、肘窝、腹股沟处可见皮疹密集并伴出血点，呈线状，称为帕氏线。面部潮红，有少量皮疹，口鼻周围无皮疹，略显苍白，称为口周苍白圈。杨梅舌是指病初舌被覆白苔，3~4天后白苔脱落，舌乳头红肿突起。

(四)脱屑期

多数患儿于病后1周末按出疹顺序开始脱屑，躯干为糠皮样脱屑，手掌、足底可见大片状脱皮，呈"手套""袜套"状。脱皮持续1~2周。无色素沉着。

(五)并发症

为变态反应性疾病，多发生于病程的2~3周，主要有急性肾小球肾炎、风湿病、关节炎等。

二、辅助检查

(一)血常规

白细胞总数增高，中性粒细胞数增高。

(二)细菌培养

进行咽拭子或其他病灶分泌物培养，可有溶血性链球菌生长。

(三)免疫荧光检查

可用免疫荧光法检测咽拭子涂片，进行快速诊断。

三、治疗原则

治疗首选青霉素，3万~5万U/（kg·d），分2次肌内注射，重症者青霉素加大到10万~20万U/（kg·d），静脉滴注。疗程7~10天。对青霉素过敏或耐药者，可用红霉素或头孢菌素治疗。

四、护理诊断

(一) 体温过高

与链球菌感染、毒血症有关。

(二) 有皮肤完整性受损的危险

与皮疹、脱皮有关。

(三) 有传播感染的危险

与病原体排出有关。

(四) 潜在并发症

风湿热、急性肾小球肾炎、化脓性感染等。

五、护理措施

(一) 发热护理

(1) 急性期患者绝对卧床休息 2 ~ 3 周以减少并发症。高热时给予适当物理降温，但忌用冷水或酒精擦浴。

(2) 急性期应给予营养丰富的含大量维生素且易消化的流质、半流质饮食，恢复期给予软食，鼓励并帮助患者进食。提供充足的水分，以利于散热及排泄毒素。

(3) 遵医嘱及早使用青霉素 G，并给予溶菌酶含片或用生理盐水、稀释 2 ~ 5 倍的朵贝尔溶液漱口，每天 4 ~ 6 次。

(二) 皮肤护理

观察皮疹及脱皮情况，保持皮肤清洁，可用温水清洗皮肤 (禁用肥皂水)，剪短患儿指甲，避免抓破皮肤。脱皮时勿用手撕扯，可用消毒剪刀修剪，以防感染。

（三）预防并发症

注意观察血压变化，有无眼睑水肿、尿量减少及血尿等。每周送尿常规检查2次。

（四）预防感染的传播

1.隔离患儿

呼吸道隔离至症状消失后1周，连续咽拭子培养3次阴性后即解除隔离。有化脓性并发症者应隔离至治愈为止。

2.切断传播途径

室内通风换气或用紫外线照射进行消毒，患者鼻咽部分分泌物必须以2%~3%氯胺或漂白粉澄清液消毒，被患者分泌物污染的物品如食具、玩具、书籍、被褥等，可用消毒液浸泡、擦拭、蒸煮或暴晒等。

3.保护易感人群

对密切接触者需医学观察7天，并可口服磺胺类药物或红霉素3~5天以预防疾病发生。

六、健康教育

对患儿家长进行有效的健康教育，指导家长正确处理高热和皮疹，流行期间，儿童应避免到公共场所，住房应注意通风。对可疑猩红热和带菌者，都应给予隔离治疗。严禁其他儿童与患者及其用品接触；病愈后的护理和卫生是比较重要的，特别是有可能接触的用品（包括家长接触的）应该进行彻底消毒。平时应该加强身体锻炼，增强体质，以减少此病的发生。培养良好的卫生习惯，提高家长认知程度，使家长掌握基本的防治知识和方法。

第四节　流行性腮腺炎

流行性腮腺炎是由腮腺炎病毒引起的小儿时期常见的急性呼吸道传染病。以腮腺肿大、疼痛为特征，各种涎液腺及其他器官均可受累，系非化脓性炎症。

腮腺炎病毒为 RNA 病毒，属副黏液病毒，仅一个血清型，存在于患者唾液、血液、尿液及脑脊液中。此病毒对理化因素抵抗力不强，加热至 56℃ 20 分钟或甲醛、紫外线等很容易使其灭活，但在低温条件下可存活较久。人是病毒的唯一宿主。

腮腺炎病毒经口、鼻侵入人体，在局部黏膜上皮细胞中增生，引起局部炎症反应，然后进入血液产生病毒血症。病毒经血液至全身各器官，首先使腮腺、颌下腺、舌下腺、胰腺、性腺等发生炎变，也可侵犯神经系统。在这些器官中病毒再度繁殖，散布至第一次未曾侵入的其他器官，引起炎症，临床上呈现不同器官相继出现病变的症状。

一、临床表现

潜伏期 2～4 周，平均 16～18 天。

前驱期 1～2 天，症状较轻，表现为中度发热、全身不适、乏力、食欲减退等。之后腮腺肿大，通常一侧先肿大，2～3 天后另一侧也肿大，也有仅局限于一侧肿大者。腮腺肿大的特点：以耳垂为中心，向前、后、下发展，边缘不清，表面发热但不红，有疼痛及触痛，张口和咀嚼时疼痛加剧；肿痛 3～5 天达高峰，1 周左右消退；腮腺管口红肿，压之无脓。颌下腺、舌下腺、颈淋巴结可同时受累。

腮腺炎常见的并发症是脑膜脑炎、睾丸炎或卵巢炎，偶见多发性神经根炎、耳聋、胰腺炎、心肌炎等。

二、辅助检查

(一) 实验室检查

外周血白细胞数正常或偏低，淋巴细胞相对升高。血清抗腮腺炎病毒 S 抗体阳性，或抗腮腺炎病毒 IgM 阳性，或血、尿、唾液中病毒分离阳性。血与尿液淀粉酶升高，并发胰腺炎时显著升高，脂肪酶也升高，并发脑膜脑炎者脑脊液检查细胞数明显升高，以淋巴细胞为主，蛋白正常或稍高，糖与氯化物正常。并发肾小球肾炎时有蛋白尿与血尿。

（二）特殊检查

并发脑膜脑炎时可有脑电图异常。并发心肌炎时心电图检查有 ST 段下降或心律失常。并发感音性耳聋时听力检查示感音性耳聋。

三、治疗原则

主要是对症和支持治疗。急性期忌酸性食物，多饮水，保持口腔卫生，高热者给予退热剂或物理降温，发病早期使用干扰素等抗病毒药物，也可用中药内服或外用。出现并发症时给予相应对症处理。

四、护理诊断

（一）疼痛

与腮腺非化脓性炎症有关。

（二）体温过高

与病毒感染有关。

（三）潜在并发症

（1）脑膜脑炎与病毒侵犯脑组织有关。
（2）睾丸炎与病毒侵犯睾丸有关。

五、护理措施

（一）减轻疼痛

保持口腔清洁，口腔内残留食物易致细菌繁殖，用温盐水漱口或多饮水，以预防继发感染。做好饮食护理，患儿常因张口及咀嚼食物使局部疼痛加重，影响进食，应给予富有营养、易消化的半流质或软食。忌酸、辣、硬而干燥的食物，以免引起唾液分泌增多、肿痛加剧。减轻腮腺肿痛，采用局部冷敷收缩血管，减轻炎症充血程度及疼痛。用如意金黄散调食醋敷于患处，保持药物湿润，以发挥药效并防止干裂引起疼痛。或采用氦氖激光局部照射减轻局部症状。

(二) 降温

监测体温，保证休息，防止过劳，减少并发症的发生。发热伴有并发症者应卧床休息至热退，鼓励患儿多饮水以利汗液蒸发散热。控制体温，采用头部冷敷、温水擦浴进行物理降温或服用适量退热剂。可遵医嘱于发热早期给予干扰素或板蓝根抗病毒治疗。

(三) 病情观察

注意有无脑膜炎、睾丸炎、急性胰腺炎等临床征象，并给予相应治疗及护理。发生睾丸炎时，可用丁字带托起阴囊，局部间歇冷敷以减轻疼痛。

(四) 预防感染的传播

发现腮腺炎患儿后立即采取呼吸道隔离措施，直至腮腺肿大消退后3天。有接触史的易感儿应观察3周。流行期间应加强托幼机构的晨检。居室应空气对流，对患儿口、鼻分泌物及污染物应立即消毒。易感儿可接种减毒腮腺炎活疫苗。

六、健康教育

无并发症的患儿一般在家中隔离治疗，指导家长做好隔离、饮食、用药等护理，学会观察病情，若有并发症表现，应及时送医院就诊。做好患儿及家长的心理护理，介绍减轻疼痛的方法，使患儿配合治疗。

第六章　儿童营养障碍性疾病防治与护理

第一节　儿童青少年营养

一、学龄儿童和青少年营养

(一) 营养特点

多数学龄儿童体格仍维持稳步的增长，除生殖系统外的其他器官、系统，包括脑的形态发育接近成人水平，肌肉发育较好。乳牙脱落，恒牙萌出，口腔咀嚼吞咽功能发育成熟，消化吸收能力基本达成人水平。学龄儿童学习任务重、体育活动量大，但发育的性别、活动强度存在差异，能量摄入量需满足生长速度、体育活动需要，保证优质蛋白质供给，各种矿物质如钙、铁、锌和维生素的需要较前增加。部分学龄青少年出现第二生长高峰，生长加速，能量和蛋白质的需要量明显增加，易发生营养不足或过剩。但目前尚缺乏青少年营养需要的科学证据。2023 版《中国居民膳食营养素摄入量》按青少年年龄、性别和活动水平推荐膳食参考量，如能量推荐量是青少年能量摄入平均值，据青春期生长速度和身体组成成分计算蛋白质 RNIs。青少年生长速度、体育活动和新陈代谢率个体差异大，难以据发育成熟度计算。基层儿科医生、儿童保健医生评价青少年个体营养状况时，应据儿童体格发育水平、膳食、临床、生化资料综合评价。

青少年时期为生长发育第二高峰，总能量和营养素需要高。如总能量的 20% ~ 30% 用于生长发育；女童蛋白质平均摄入量为 60 g/d，男童 75 g/d；50% 蛋白质源于动物和大豆蛋白质，以提供丰富的必需氨基酸，满足快速生长发育需要。青春期儿童骨骼快速增长，青春期增加 45% 骨量，矿物质的需求量要大于儿童期或成年期。如钙推荐摄入量应达 1000 ~ 1200 mg/d，锌推荐摄入量需增至 9 ~ 11 mg/d；女童铁推荐摄入量为 18mg/d，男童则 16 mg/

d; 男女童碘的需要量均为 110～120 μg/d; 各种维生素的需要也增加。学龄儿童、青少年营养素摄入可参考 2013 年中国营养学会公布《中国居民膳食营养素参考摄入量》。

(二) 膳食安排

学龄儿童、青少年膳食安排与成人相同, 需保证足够的能量和蛋白质的摄入, 主食宜选用可保留 B 族维生素的加工粗糙的谷类, 据季节及供应情况做到食物种类多样, 搭配合理, 提高食物的营养价值; 提供含钙丰富的食物, 如乳类和豆制品。

学龄儿童、青少年食物摄入可参考中国学龄儿童、青少年食物参考摄入量 (表 6-1) 与美国心脏协会发表《儿童、青少年预防心血管疾病的膳食指南》的有关内容 (表 6-2)。

表 6-1 学龄儿童、青少年食物参考摄入量 (日)

食物种类	食物参考摄入量
谷类 (g)	350
蔬菜类 (g)	300
水果类 (g)	50～100
鱼虾类 (g)	100～125
禽畜肉类 (g)	100～125
蛋类 (g)	50
液态奶 (mL)	250
大豆及豆制品 (g)	20～30
烹调油 (g)	10～15
食糖 (g)	15

表6-2 美国儿童膳食指南

食物	9～13岁（女）	9～13岁（男）	14～18岁（女）	14～18岁（男）
能量（卡）	1400～2200	1600～2600	1800～2400	2000～3200
动物性食物（盎司）	4～6	5～6.5	5～6.5	5.5～7
水果（杯）	1.5～2	1.5～2	1.5～2	2～2.5
蔬菜（杯）	1.5～3	2～3.5	2.5～3	2.5～4
谷类（盎司）	5～7	5～9	6～8	6～10
牛奶（杯）	2.5～3	3	3	3

二、易出现的营养问题

（一）缺铁性贫血

青春期儿童生长发育快速，对铁的需求量增加。青少年男性肌肉发育较好，血容量扩大，血红蛋白浓度提高；青少年女性铁摄入不足、经期流血过多可致缺铁性贫血。因此，青春期要注意增加铁的营养摄入，预防缺铁性贫血。

（二）神经性厌食

神经性厌食是青少年女性较常见一种进食行为障碍。常因过度担心自己的体型和体重，以控制食物摄入或采取过度运动、呕吐、导泻等方法限制食物摄入，体重显著下降。

神经性厌食可导致儿童严重营养不良，甚至极度衰竭危及生命，影响青少年身心健康与发育。

（三）超重／肥胖

儿童青少年超重／肥胖可增加成年后患糖尿病、心血管病和某些肿瘤等慢性病发病风险。早期筛查、诊断和评估肥胖儿童及其健康风险，并及早进行干预，是遏制我国日益严峻的慢性病上升趋势的关键环节。

第二节　幼儿和学龄前儿童营养

一、幼儿营养

(一) 营养特点

幼儿生长发育较婴儿期减慢，但仍处在快速生长发育的时期，而且活动量较婴儿期增多，仍需要保证充足的能量和优质蛋白质。幼儿期儿童消化代谢功能仍不成熟，乳牙陆续萌出，但咀嚼功能尚不成熟；胃容量较婴儿增加，但进食量仍有限。胃肠道消化吸收对外界不良刺激的防御功能尚不成熟。幼儿自己喂哺的意识强烈，能逐渐自己使用杯子、匙进食，开始有控制进食情景的意识，如玩弄食物、有接受和拒绝食物的行为。

《中国居民膳食推荐指南》建议1~3岁儿童能量推荐量为1100~1200 kcal/d，膳食蛋白质25 ~ 30 g/d。膳食蛋白质、脂肪和碳水化合物占总能量比例分别是12% ~ 15%，30% ~ 35%及50% ~ 60%，优质蛋白质供给量占每日蛋白质总量的35% ~ 50%。

(二) 膳食安排

1.食物选择

（1）主食：幼儿膳食逐渐以谷类为主食，能接受全谷物和系列加工食品。全谷物产品含B族维生素、镁、铁、纤维、蛋白质和不饱和脂肪酸，可适当选择小米、玉米、黑米等杂粮与大米、小麦搭配；选择新鲜时令蔬菜和水果。

（2）动物类、豆制品食物：肉、鱼、乳制品是优质蛋白质、B族维生素、铁和锌的来源，动物内脏和动物血可交替食用，2岁后应优选低脂产品如鸡肉、瘦猪肉。

（3）奶制品：母亲乳汁充足、幼儿不眷恋人乳、生长正常者可继续给予人乳喂养至2岁，或每日500 mL配方或鲜奶。如幼儿牛奶蛋白过敏，可选择低敏配方。美国儿科学会建议2岁后可适当摄入低脂奶。

（4）水摄入量：中国婴幼儿膳食指南建议幼儿每日饮水量1250~2000 mL，

约1/2来自水、果汁。据季节和儿童活动量决定饮水量，以不影响幼儿日常饮食为度。幼儿最好的饮料是开水、奶类，而不是饮料。幼儿食物摄入可参考表6-3与表6-4。。

表6-3　幼儿、学龄前儿童食物参考摄入量（日）

食物种类	1-3岁	3-6岁
谷类（g）	100～150	180～260
蔬菜类（g）	150～200	200～250
水果类（g）	150～200	150～300
鱼虾类（g）		40～50
禽畜肉类（g）	共100	30～40
蛋类（g）		60
大豆及豆制品（g）	—	25
烹调油（g）	20～25	25～30

表6-4　美国儿童膳食指南表

食物	2～3岁	4～8岁（女童）	4～8岁（男童）
能量（卡）	1000～1400	1200～1800	1200～2000
动物性食物（盎司）	2～4	3～5	3～5.5
水果（杯）	1～1.5	1～1.5	1～2
蔬菜（杯）	1～1.5	1.5～2.5	1.5～2.5
谷类（盎司）	3～5	4～6	4～6
牛奶（杯）	2～2.5	2.5～3	2.5～3

注：能量摄入与生长与活动量有关，1盎司＝28.3495231 g，1杯＝240 mL。

2.食物制备与安全

幼儿膳食质地较成人食物软，易于幼儿咀嚼、吞咽和消化。采用蒸、煮、炖、煨等烹调方式，以清淡为宜。少用或不用含味精或鸡精、色素、糖精的调味品，注意食物多样化和色香味更换。避免幼儿摄入易引起窒息和伤害的食物，如小圆形糖果和水果、坚果、果冻、爆米花、口香糖，以及带骨刺的鱼和肉等，少食高脂高糖食物、快餐食品、碳酸饮料；控制过多含糖饮料的摄入，以免影响食欲和过多能量的摄入。

3.餐次和进食技能培养

幼儿进餐应有规律，包括定时、定点、适量进餐，仍以每日 4~5 餐为宜，即早、中、晚正餐、点心 1~2 次，进餐时间 20~25 分 / 次为宜。培养儿童自我进食技能的发展，不规定进食方法（手抓、勺、筷），不强迫进食，2 岁后应自我、自由进食。

4.进食环境

幼儿进餐环境轻松、愉悦，有适宜的餐桌椅及专用餐具。每日有机会与家人共进餐，有助于幼儿接受家庭膳食。进食前应暂停其他活动，避免过度兴奋；专心进食，进餐时不可边吃边玩、边看电视、追逐喂养、责备或训斥儿童。餐前洗手，开始学习用餐时的礼仪。3 岁左右的儿童常出现挑食表现，可持续至 4 岁。尊重儿童对食物的爱好和拒绝态度，给儿童制作可口、营养平衡的食物，使儿童能选择有利自己健康的食物。

二、学龄前儿童营养

（一）营养特点

学龄前儿童生长发育平稳发展，但仍需充足营养素。2013 年《中国居民膳食营养素参考摄入量》建议 3~6 岁学龄前儿童能量推荐摄入量为 1200~1400kcal/d，男童高于女童。谷类所含有的丰富碳水化合物是其能量的主要来源。蛋白质的推荐摄入量为 30~35g/d，蛋白质供能占总能量的 14%~15%，50% 源于动物性食物蛋白质，可满足微量元素需要（如锌、铁、碘和维生素）；足量乳制品、豆制品摄入是维持丰富钙营养的有效方法。学龄前儿童食物摄入可参考 2010 年中国营养学会妇幼营养分会公布《中国孕期、哺乳期妇女和 0~6 岁儿童膳食指南》与美国心脏协会发表《儿童、青少年预防心血管疾病的膳食指南》。

(二) 膳食建议

1.食物选择

学龄前儿童口腔功能较成熟，消化功能逐渐接近成人，已可进食家庭成人食物。但需有营养的食物，如新鲜水果、蔬菜、低脂奶制品、瘦肉类（鸡、鸭、鱼、牛、猪、羊肉）、全谷类。正餐时少用汤类代替炒菜，稀饭代替米饭。尽量避免纯能量食物，如白糖、粉丝、凉粉、藕粉等，少吃零食，饮用清淡饮料。

品种多样，膳食平衡，膳食多样化，以满足儿童对各种营养成分的需要，如荤素菜的合理搭配，粗粮、细粮的交替使用，保证蛋白质、脂肪、碳水化合物之间的比例，以及足够的维生素、矿物质摄入。学龄前儿童功能性便秘发生率较高，需适量的膳食纤维，全麦面包、麦片粥、蔬菜是膳食纤维的主要来源。

2.食物制备

与成人相同，但食物口味仍以清淡为主，不宜添加各类调味品；少油煎、油炸食物，避免刺多的鱼肉。儿童已能逐渐接受部分家庭食物习惯，如酸辣食物。

3.餐次与进食能力

进食时间基本与成人同步，每天可安排 1～2 次点心。如幼儿园儿童晚餐时间过早，儿童回家应适当加餐，避免晨起低血糖发生。进食的能量比例宜早餐 20%～30%，午餐 30%～35%，点心 10%～15%，晚餐 25%～30%。4 岁儿童不再紧握勺或筷进食，能像成人一样熟练用勺或筷自己进食，喜欢参与餐前准备工作。

4.学习进食礼仪

家长应教儿童餐桌礼仪，如嘴里有食物不宜说话，学会用餐巾纸擦嘴，不越过别人餐盘取食物。家庭的共进餐习惯使儿童可学到更好的餐桌礼仪。比起言教，更重要的是家长的行为，因儿童行为是家长行为的镜子。每天应至少有一次愉快家庭进餐时间，儿童也可参与准备与结束清洁工作，有益儿童对食物的认识和选择，增进交流。

第三节 儿童营养评价

　　评价儿童营养不良的方法或目的因群体儿童和个体儿童不同。评价群体儿童营养状况（＜5岁）主要通过体格生长水平调查了解流行强度，或为趋势、状况的描述。调查结果与该地区或国家的经济、文化状况有关，可帮助政府决策时提供数据，不涉及任何病因。近年WHO以儿童人群W/H的状况作为儿童人群营养不良流行强度判断标准。评价个体儿童营养状况主要是了解是否存在营养不良，如存在营养不良需要明确是原发的还是继发的、营养不良缺乏的发展阶段等问题，以采取相应的干预措施。

　　营养不良不是单一疾病，而是一种异常的状态，即可因食物供给不足（灾荒、战争），或食物摄入不当（缺乏知识），或疾病吸收不良使儿童获得的营养素（能量、蛋白质、维生素、矿物质）不能维持正常组织、器官的生理功能，发生营养低下或营养过剩的状况。营养低下是营养素不足的结果，而营养过度是摄入营养素失衡或过量的结果。因此，正确认识营养素缺乏或过剩应按照营养不良的定义从病史中确定高危因素、临床表现，以相应的实验室方法评价营养素代谢的生理生化状况，可概括为"ACDB"，即"A"人体测量（anthropo-measurement）、"C"临床表现（clinical indicators）、"D"膳食评价（dietary assessment）、"B"实验室或生化检查（biochemical or laboratory tests）4步，评估流程与营养素缺乏类型有关。

一、体格测量和评价

　　儿童生长发育过程对营养的变化极为敏感，能动态反映总体营养状况，及早发现生长异常等原发性营养问题。体格发育监测儿童生长状态及生长速率变化是儿童营养状况评价的最简单和直观方法，质控难度较小，是WHO推荐评价儿童营养状况的首选指标。为正确选择和使用评价标准，须了解所用标准的制定情况，包括代表人群、调查及研究方法、数据表达及界值点等。生长评价是儿童保健工作的重要内容之一。儿童体格生长评价应包括发育水平、生长速度以及匀称程度三方面。定期监测和评估儿童的生长状况，可早期发现生长偏离，以及时采取病因研究、营养指导、随访及转诊等有效措施，使儿童得到及时诊断和干预治疗。

二、膳食调查与评价

膳食是儿童获得营养的基本途径，是各种原发性营养问题的主要影响因素，无论是社会因素或家庭因素导致的食物短缺，或因饮食行为问题导致营养问题，多可从膳食状况上找到原因和防治策略。因此，儿童膳食调查（DS）包括膳食摄入资料和分析评估，了解被调查儿童一定时间内通过膳食所摄取的能量和各种营养素的数量和质量，分析实际的膳食基础资料，评定调查对象正常营养需要能得到满足的程度，是儿童营养状况评价重要内容之一。DID 是全面、合理评价儿童营养状况的基础，可同时了解儿童摄入能量、重要营养素水平，以及喂养史、饮食行为状态、对食物偏好等情况。

膳食调查的技术资料多为成人人群的膳食调查与评价。儿童健康工作中所需要开展的膳食调查和评价工作技术和方法学与成人不同。儿童保健和临床营养工作中的膳食评价多以婴幼儿个体为目标，相关的技术和方法应突出针对其膳食特殊性和个体化实施的细节；儿童群体的膳食调查多以托幼机构的学龄前儿童为对象，或部分在校小学生为对象。儿童群体就餐环节多，膳食信息来源收集具有较高挑战性，相应的膳食调查工作需要较高的技术要求。

(一) 膳食摄入资料调查

1.分类

经典的膳食资料调查包括称重法、记账法、化学分析法、询问法和食物频数法等，可单独进行，也可联合进行；或用于人群，或用于个体的膳食调查；或用于科学研究的专项调查，或用于健康改善的实践。

（1）回顾性膳食摄入资料调查：包括 24 小时膳食回顾法（24-hour dietary recall）、膳食史法、食物频数法等询问性方法，以及查账法、平衡表法等资料查询性方法。回顾性膳食调查方法可用于人群与个体，调查已经发生的膳食摄入 / 消费状况，基本特征是调查过程不影响被调查者的饮食生活，不干扰膳食 / 食物消费。

（2）前瞻性膳食摄入资料调查：包括称重法、记账法、称重记录法、化学分析法等，调查按时间进展同时记录、分析膳食摄入状况的方法。因评价工作与被调查者膳食行为同时进行，影响对被调查对象的饮食生活，特别是入户称量、记录膳食内容时。

（3）即时性膳食摄入资料调查：一种新的膳食调查方法，介于回顾性和前瞻性之间。

2.儿童膳食摄入资料调查

儿童膳食摄入资料调查多采用24小时膳食回顾法、膳食史法、食物频数法，以及称重记录法。

（1）24小时膳食回顾法。

①基本方法：儿童膳食往往在多个环节、场所完成，被调查对象报告24小时内（前一日的午夜至当日午夜）所有食物摄入情况，包括饮料、营养补充剂，进食时间、食物准备方法、商品食物等。被调查对象为儿童代理人，即为制备食物和喂给儿童食物者（如家长、其他抚养人、幼儿园保育员、老师），可较准确回顾和描述过去24小时内儿童摄入的全部食物（包括饮料）的种类和数量（表6-5）；各种食物的摄入量则由调查人员确定。连续多日进行24小时膳食回顾法，可更准确获得儿童食物消耗量。一般多采用连续三日24小时膳食回顾。

表6-5 儿童膳食24小时回顾调查表

姓名_____ 性别_____ 年龄_____ 调查日期_____ 调查地点_____
调查者_____

进餐时间	食物名称[a]	原料名称[b]	原料特征	原料质量[c](g)	可食部[d]
进餐时间：早餐、午餐、晚餐、零食[e] 据调查目的可补充进餐地点、制作方法和制作地点等内容					

注：a.食物名称是儿童在调查期间内所食用的由单一或复合原料烹制的各种即食状态的食品的通俗名称；如主食（米饭），菜名（如西红柿炒鸡蛋）；b.原料名称是烹制食品使用的各种食物原料，采用食物成分表中的名称，如西红柿炒鸡蛋的原料是西红柿、鸡蛋；c.原料质量是各种食物原料市品质量；d.可食部是去掉不可食用部分后剩余部分的质量，以占食物原料市品质量的百分比（查食物成分表）表示；e.零食指餐次间进食的各种食物和饮料（不包括水）。

②特点：24小时膳食回顾调查方法省力、简便易行。调查过程不影响儿童饮食和进餐，调查结果较客观，易反映儿童日常膳食状况；可连续多日进行，记录不同时间的膳食资料。质控水平决定调查结果，较好的质控结果可量化评估。24小时膳食回顾调查数据的准确性依赖被调查者的记忆和调查者判断膳食内容和食物分量的能力；儿童进食餐次多或被访谈者多则易产生误差。

③质量控制：包括调查者培训与调查前的准备工作、被调查者表达能力与依从性等。被调查者有较好记忆与语言表达能力，重视调查活动，积极主动配合；较熟知常见食物和烹调方法。为保证结果真实性，被调查者应无准备参加调查。调查者经充分培训，包括访谈技能，较准确判断膳食内容和食物分量，熟悉食物成分表信息；工作认真、耐心、仔细，尽可能不遗漏信息；了解被调查人群的饮食背景，熟悉常见食物的烹调制作方法和特征。调查前准备充分（材料、表格、食物核对清单、食物图谱、食物成分表、食物模型、烹调器皿称重等）。为避免误差可按季节调查。营养研究要求质控更严格时可入户调查。

虽然食物图谱是常常被考虑辅助食物估量的工具，但回顾性膳食调查往往难以确定是过去的膳食事件，包括食物的分量、状态、视觉形态等。汪之顼等人研制的《回顾性膳食调查辅助估量食物图谱》设计儿童膳食评估所需要分量和食物形态，借助食物自身形体或者分量对比、背景刻度坐标和日常生活中熟知的物品（易拉罐）等3个视觉参照体系可帮助被访谈者和调查者估计回忆食物的摄取量。

（2）称重记录法。

①基本方法：称重记录法用日常的称量工具对被调查对象（个体、家庭或群体）消耗的食物定量评估，由调查对象或抚养者在一定时间内完成，是一种较准确的膳食调查方法。

实际称量各餐进食量，以生／熟食物比例计算实际摄入量是关键（表

6-6）。对照"食物成分表"获得当日主要营养素人均量。调查尚包括主餐外的其他食物质量。多应用于集体儿童膳食调查，也可据调查目的选择个人进行膳食调查。

表6-6 膳食调查记录表

___年___月___日

种类	食品物种				
	大米	蛋	…	…	…
生重（kg）					
熟重（kg）					
剩余熟重（kg）					
实际摄入熟重（kg）[a]					
生重/熟重					
实际摄入生重（kg）[b]					
蛋白质（g）					
脂肪（g）					
碳水化物（g）					
钙（mg）					
能量（kcal）					

注：a.实际摄入熟重（kg）＝熟重－剩余熟重；b.实际摄入生重（kg）＝生重/熟重×实际摄入熟重或摄入熟重/总熟重×总生重（总生重/总熟重×摄入熟重）计算。

集体儿童膳食称重调查时常以平均数法分析结果，即以每日摄入食物种类、数量计算各种食物中某营养素的总量，该营养素摄入量/人日数＝人平均营养素摄入量。人日数为三餐人数的平均数。如三餐就餐儿童数相差较大，应按各餐主食量与就餐人数计算人日数（人日数＝早餐主食量/早餐人数＋中餐主食量/中餐人数＋晚餐主食量/晚餐人数）。

个体采用称量法进行膳食调查时，制作过程需单独进行，包括进餐、制备和烹调。因个体膳食量少、操作不便，可结合膳食记录获得食物生重、熟重与剩余熟重等。如个体儿童与家庭成员同时进餐，则需要在衡量的全体成员膳食中估计儿童消费的分量。

②特点：称重记录法不依赖被调查者的记忆，故获得的食物摄入量数据较可靠，准确性高，质控较好；连续多日的调查数据可提供个人每日膳食的波动情况，有助调整膳食安排；膳食中的低频食物也可评估。但称重法较复杂，费时（3~4日）费力。因称重记录法为前瞻性调查，相关调查活动和操作易干扰儿童正常饮食和进餐。

③质量控制：需简单培训儿童食物制作人（家长或厨师、配餐员），以主动配合调查。准备调查表格、食物成分表、计算器、秤、标记质量的各种器皿。仔细称量各种食物的生、熟质量，获得较准确的生重／熟重。

（3）记账或查账法。

记账或查账法是最早、最常用的膳食调查方法。被调查对象或研究者记录一定时期内的所有食物采购量或消耗总量为膳食账目，或者利用家庭、膳食单位已有的膳食账目（采购记录、出入库记录等），研究者用膳食账目计算同期进餐每人的食物日平均摄入量。集体儿童的人均食物摄入量可用食物熟食量—剩余量的熟重／进餐人数。记账法可调查较长时期的膳食（1个月或数月）摄入情况，适于家庭调查、托幼机构、中小学校调查。

①基本方法：建立或获取膳食记录或账目前后均需盘存。详细记录每日食物采购量、每日食物废弃量（变质、丢弃或喂饲动物），确定同时段进餐人数。幼儿园儿童存在年龄与人数差别，不同年龄儿童按能量推荐量折算为某个年龄。

每日食物的摄入量＝食物摄入总量／就餐总人日数，据食物成分表计算食物摄入的各种营养素的量。

②特点：操作较简单，适用大样本调查。因不依赖被调查者和调查者的记忆，遗漏食物少。被调查单位人员（如托幼机构）经过短期培训可掌握该方法，自行定期自查；适合进行全年不同季节的调查。但调查结果只反映集体托幼机构某阶段的人均摄入量。

③质量控制：准确记录膳食与用餐人日数是获得较准确结果的关键。

（4）膳食史法与食物频数法。膳食史法和食物频数法的调查程序较简单，为较抽象方法，主要获得概括性的膳食信息，适用膳食规律的个体／群体。故儿童、严重肥胖、精神障碍者不宜采用膳食史和食物频数调查方法。

回顾调查膳食状况适宜慢性疾病研究，如心血管疾病、糖尿病和肿瘤及慢性营养不良等或者源于母亲孕期膳食的儿童健康问题，对发病因素分析更有意义。

①膳食史法：经典的膳食分析方法，包括提供所有摄入食物信息。膳食史的调查方法是访谈被调查对象，回顾目前或过去某个时期（1个月、6个月，或一年）总体膳食概况，评估该个体（可集合为群体）某阶段的饮食习惯、膳食行为状况和膳食模式。因方法较费时，准确性不足，膳食史的方法多用于个体的临床诊疗实践，不宜用于流行病学研究。如膳食史方法结合定量的食物频率法，也可据研究目的、对膳食详细程度的需求进行营养流行学调查，确定食物频率的模式。如蔬菜的消费，可以概括蔬菜的总体消费频率，也可以细化为各大类蔬菜甚至各种蔬菜的消费频率。当食物消耗种类多、季节变化大时，膳食史也可获得较准确的膳食摄入信息。

②食物频率法：或食物频数法。为获得个体膳食史，多采用食物频数法调查。以问卷形式获得被调查者某一段时期内（日、周、月，甚至年）摄取食物的频率方法评价膳食营养状况，包括经常摄入的食物种类、次数。因不强调摄取食物的量，结果为定性资料。频数法膳食调查也可定量和半定量，但调查个体和群体膳食适用性、有效性和准确性较受限。食物频数法多用于大样本流行病调查，分析相对较粗的膳食信息，获得膳食因素与慢性疾病风险之间的关系。大样本量部分弥补数据精确性不足的缺陷。

③膳食史与食物频数法的特点：能迅速获得儿童日常食物摄入种类和摄入量，反映长期营养素摄取模式，作为研究疾病和健康状况与膳食模式关系的依据，或作为指导门诊／社区个体或群体营养的参考依据。

④质量控制：结果依赖被调查者的记忆，准确性差，有一定偏倚。

（5）即时性图像法。因儿童就餐环节多，采用回顾性的询问法（如24小时膳食回顾）与前瞻性的记录法（如称重法）各有优缺点。近年汪之顼等人发展"即时性图像法"适宜个体儿童的膳食调查。

①材料和设备：纸张、塑料或尼龙布为印刷材质的特制的有网格线（1 cm×1 cm）和粗框线（50 cm×38 cm）餐盘背景纸，据材料性质可一次性使用或反复使用；可导出或远程传送数码影像文件的影像解析度＞100万像素的数码照相机（或智能手机）。

②基本方法：儿童需单独进餐（包括零食等），同时将盛有食物的陶瓷平盘置于平铺在台面的餐盘背景纸的框线内，记录该餐各种食物名称和各种配料名称。儿童抚养人从不同角度拍照食物时，需餐盘与背景纸框线同时进入影像画面；如食物较多，可分次拍摄。进餐结束时拍摄剩余食物影像。对质地不均、外形不规则的食物，需从正上方和前、后侧偏45°多角度拍摄，以尽量获取有助于准确估量的食物信息；质地均匀、外形规则的形态固定食物只拍正上方影像即可。影像文件需按预定规则进行编号、收集，再通过存储介质（U盘）或远程传送（电子邮件、微信、微博等）方式将影像数据文件连同食物记录单传送到后方技术平台（食物估量工作站）。后方技术人员依据膳食影像和食物记录信息，借助预先建立的相关估量参比食物图谱，对受试者进餐食物摄入量进行估计后评价膳食状况。

③特点：有效避免回顾性调查时对记忆和描述能力的依赖，省却称重食物的繁琐过程；即时性图像法易衔接儿童多环节的膳食，将儿童进餐现场情况直接转移到后方技术平台，有利于数据的质量控制；也可分别记录日托儿童在幼儿园与家中进餐食物情况，有助全面评估儿童膳食状况。

后方技术平台采用相同背景的图谱估计摄入食物量后分析完成膳食评估。一般专业人员经过培训可小规模独立实施，如图像法集约化则效率更高。

④质量控制：简单培训儿童抚养人，指导抚养人的拍摄食物影像技术；后方技术平台专业人员采用图谱估计摄入食物量的能力。

（二）儿童膳食资料评价

儿童膳食资料的评价包括食物消费量与相关推荐量进行比较，或者计算出膳食营养素摄入量与相应人群膳食营养素参考摄入量相比较。

1.食物结构评价

评价的基本方法：将一定时间内调查获得的食物消费量资料按食物分类规则分类、折算后质量合计，获得各类食物日平均摄入量，与权威组织推荐各类食物日适宜摄入量（同年龄、性别儿童）比较。

（1）食物分类：建议按《中国居民膳食指南》的食物分类原则将食物分为谷薯杂豆、蔬菜、水果、畜禽肉类、鱼虾贝类、蛋类、乳和乳制品、大豆和大豆制品、坚果类，以及烹调油脂类食物十大类。

（2）食物量折算：可食部计算和可比较基本状态的折算。食物摄入量以可食部质量计算，将食物的市品质量 × 可食部比例（查询《中国食物成分表》）。如实际摄入香蕉质量＝香蕉市品 180g× 可食部比例 59%＝106.2g。

（3）可比较基本状态折算：将同类食物统一为相同状态的折算。如摄入的鲜玉米则需折算为干玉米的重量后与推荐量比较。乳类食物推荐量是以鲜奶为基本状态，其他状态的乳制品如乳粉、奶酪则需要按照复原比例（奶粉 /鲜奶＝1/7），或者按照蛋白质等量原则将奶酪（g）折算为鲜奶（g）后比较。

（4）推荐儿童膳食食物量：（见表6-7）。

表6-7　儿童膳食宝塔推荐膳食

食物类别	6～12 月龄	1～3 岁	4～6 岁
乳类或乳制品	人乳或配方 600～800mL	配方 80～100g 或鲜奶 350mL	鲜奶 300～400mL
谷类、薯类及杂豆	谷类 40～110g	100～150g	180～260g
蔬菜	25～50g	150～200g	200～250g
水果	25～50g	150～200g	150～300g
蛋类	蛋黄或鸡蛋 1 个	共 100g	60g
鱼虾、贝类	共 25~40g		40～50g
畜禽肉类			30～40g
大豆、大豆制品	—	—	共 25g
坚果类	—	—	
油脂（烹调油）	5～10g	20～25g	25～30g

动物性食物蛋白质为优质蛋白质。动物性食物蛋白质和脂肪占食物总蛋白质和脂肪比例有助于判断儿童膳食结构的合理性。婴儿蛋白质需要量与优质蛋白质需要量较高，一般建议婴幼儿＞1/2 食物蛋白质应来自动物性食物；青少年应至少 1/3 食物蛋白质来自动物性食物，另 1/3 食物蛋白质来自大豆制品类食物；宜适当控制动物性食物油脂比例。

2.营养素摄入水平评价

将调查获得的各种食物消费量资料按食物成分表计算获得儿童日膳食

总能量及营养素摄入量，然后与中国居民膳食营养素参考摄入量（DRIs）的相关推荐数值比较，对儿童膳食营养状况做出判断。按研究目的也可分别计算食物蛋白质、脂质和碳水化合物提供能量与膳食总能量比（%），评价膳食能量百分比结构。

（1）中国居民膳食营养素参考摄入量数值：可供膳食评价中参考使用。

（2）食物成分表：采用《中国食物成分表》（第6版），部分食物成分可从网上查用其他国家的食物成分数据库，一般多用美国农业部食物成分标准数据库。

（3）膳食营养素摄入量评估：除能量外的营养素摄入量评估需将儿童个体日平均膳食营养素摄入量与DRIs比较，属概论评估（表6-8）。儿童群体的膳食资料（平均值）只需与EAR比较即可，不需要与RNIs比较。

表6-8　个体膳食营养状况判断标准

	DRIs	结论	不足风险概率
平均摄入量	< EAR	营养素摄入不足	> 50%
	> EAR，但≤ RNIs	营养素摄入不足	2.5% ~ 50%
	≥ RNIs	营养素摄入充足	
	> UL	警惕过量	

（4）总能量水平与结构评估：DRI推荐的膳食能量水平是参考人群的平均水平。当评估总能量水平时，个体总能量水平越接近推荐数据，总能量水平适当的可能性越大；同样，群体儿童总能量水平越接近推荐数据，越适当。无论个体与群体，儿童总能量水平偏离推荐水平越远，存在问题的可能性越大。

此外，计算三种供能营养素与膳食总能量比，了解膳食能量百分比结构。不同年龄儿童膳食能量百分比结构不同，如婴儿膳食脂肪供能比较高（> 50%），蛋白质供能8% ~ 15%；> 4岁的儿童、青少年膳食脂肪供能比为20% ~ 30%，蛋白质供能以12% ~ 15%为宜，碳水化合物占总能量的50% ~ 60%。

（5）进食行为评价：包括儿童进餐次数、零食习惯、饮水量以及进食环境等。

第四节　蛋白质－能量营养不良

蛋白质－能量营养不良（PEM）又称营养不良，是多种原因引起的能量和（或）蛋白质长期摄入不足，不能维持正常新陈代谢而导致自身组织消耗的一种营养缺乏症，多见于3岁以下的婴幼儿。临床表现为体重减轻、皮下脂肪减少或消失、逐渐进行性消瘦或皮下水肿，常伴有各个器官不同程度的功能紊乱。临床上分为3种类型：以能量供应不足为主的消瘦型，以蛋白质供应不足为主的水肿型，以及介于两者之间的消瘦－水肿型。

一、临床表现

体重不增是营养不良的早期表现，随营养失调加重，体重逐渐减轻，表现为消瘦，皮下脂肪减少以至消失。皮下脂肪消耗的顺序为：腹部（首先）→躯干→臀部→四肢→面颊（最后）。表现皮肤干燥、苍白、失去弹性，出现额纹，两颊下陷，颧骨突出，形如老人。肌肉萎缩呈"皮包骨"，肌张力低下。随病情进展，身高也低于正常，表现各系统功能损害，食欲下降，消化吸收不良，常发生呕吐、腹泻；肌肉萎缩、松弛；循环功能低下，出现血压降低、心率减慢、四肢发凉。常伴发营养不良性水肿。精神萎靡不振或烦躁、萎靡交替出现，反应差，体温低于正常、脉搏减慢、心音低钝、血压偏低。婴儿常有饥饿性便秘或腹泻。

二、分型

根据体重及身高的减少情况，蛋白质－能量营养不良分为3型，见表6-9。

表6-9　蛋白质－能量营养不良的分度

临床表现	营养不良程度		
	Ⅰ度（轻度）	Ⅱ度（中度）	Ⅲ度（重度）
体重低于正常均值	15%～25%	25%～40%	40%以上
腹部皮下组织厚度	0.4～0.8cm	＜0.4cm	消失

续表

临床表现	营养不良程度		
	Ⅰ度（轻度）	Ⅱ度（中度）	Ⅲ度（重度）
身高（长）	正常	低于正常	明显低于正常
消瘦	不明显	低于正常	明显低于正常
皮肤颜色及弹性	正常或稍苍白	苍白、弹性差	多皱纹、弹性消失
肌张力及肌肉情况	正常	明显降低，肌肉松弛	张力明显低下，肌肉萎缩
精神状态	正常	烦躁不安	萎靡、呆滞，抑制烦躁交替
消化功能	尚可	明显低下	极差
并发症	少	有	多见

（一）体重低下型

患儿体重低于同年龄、同性别参照人群值的均值减 2SD 为体重低下，体重低于均值减（2～3）SD 为中度，低于均值减 3SD 为重度。此项指标主要反映患儿营养不良，但单凭此不能区别急、慢性营养不良。

（二）生长迟缓型

患儿身高低于同年龄、同性别参照人群值的均值减 2SD 为生长迟缓，身高低于均值减（2～3）SD 为中度，低于均值减 3SD 为重度。此项指标主要反映过去或长期慢性营养不良。

（三）消瘦型

患儿体重低于同性别、同身高参照人群值的均值减 2SD 为消瘦，体重低于均值减（2～3）SD 为中度，低于均值减 3SD 为重度。此项指标主要反映近期、急性营养不良。

三、辅助检查

第一，血清蛋白测定，血清清蛋白浓度降低为特征性改变，但因其半衰期较长而非早期敏感的指标。视黄醇结合蛋白、前清蛋白、甲状腺结合前清蛋白和转铁蛋白等代谢周期较短的血浆蛋白质具有早期诊断价值。

第二，胰岛素样生长因子1（IGF-1）水平下降，是早期诊断蛋白质营养不良较灵敏、可靠的指标。

第三，酶活性测定，血清中多种酶的活性降低，如血清淀粉酶、脂肪酶和转氨酶等，经治疗后可恢复正常。

第四，血糖和胆固醇水平下降。

第五，其他。血红蛋白和红细胞数量减少，各种电解质、维生素和微量元素的水平降低，生长激素水平升高。

四、治疗要点

此病应早发现、早治疗，采取综合治疗措施。其中病因治疗是关键。

（1）调整饮食。①根据患儿消化能力给予易消化、有营养、富含维生素的饮食。②遵循由少到多、由稀到稠、循序渐进、逐渐补充原则。③根据病情和消化功能调整饮食的量及种类。

（2）促进消化功能。给予助消化药物，如胃蛋白酶、胰酶、多酶片等。

（3）补充营养物质。病情重者可输入氨基酸、清蛋白、新鲜血浆、脂肪乳等。口服葡萄糖20～30 g后用胰岛素2～3 U，1～2周为1个疗程，皮下注射。

（4）促进蛋白质合成。蛋白同化激素如苯丙酸诺龙，每次肌内注射10～25 mg，每周1～2次，连续2～3周。

（5）补充维生素B族，补充元素锌0.5～1 mg/（kg·d）。

（6）控制感染，纠正并发症。

（7）去除病因、治疗原发病。

五、护理诊断

(一) 营养失调: 低于机体需要量

与能量、蛋白质摄入不足和 (或) 需要量增加和消耗过多有关。

(二) 有感染的危险

与机体免疫功能下降有关。

(三) 潜在并发症

营养性缺铁性贫血、维生素 A 缺乏、感染、自发性低血糖。

(四) 生长发育迟缓

与营养物质缺乏, 不能满足机体生长发育的需要有关。

(五) 知识缺乏

与家长缺乏儿童营养与喂养的知识和科学的育儿常识有关。

六、护理措施

(一) 饮食护理

营养不良患儿因长期摄食量少, 消化道已适应低摄入量的食物, 过快增加摄食量易出现消化不良、腹泻, 饮食护理原则为循序渐进、逐渐补充。根据营养不良的程度、消化功能来调整饮食的量及种类。

1.能量供给

原则为由低到高, 逐渐增加。轻度营养不良患儿, 从每日 251～335 kJ/kg (60～80 kcal/kg) 开始, 体重达到正常后, 再逐渐恢复到正常需要。中、重度营养不良患儿, 从 167～230 kJ/kg (40～55 kcal/kg) 开始, 逐步增加到每日 502～711 kJ/kg(120～170 kcal/kg)。待体重恢复, 再恢复到正常需要量。

2.食物调整

母乳喂养儿，根据食欲哺乳，按需喂哺。人工喂养儿从稀释奶开始，适应后逐渐增加奶量和浓度。除乳制品外，给予高蛋白食物（蛋类、肝泥、肉末、鱼类等），必要时要素饮食。蛋白质摄入量从 1.5～2.0 g/（kg·d）开始，逐渐增至 3.0～4.5 g/（kg·d），避免过早给高蛋白饮食引起肝大和腹胀。饮食中应适当补充多种维生素和微量元素（铁、锌等）。

3.选择合适的喂养方式

若患儿胃肠道功能尚可，尽量采取口服的方式；对于食欲差、吞咽困难、吸吮力弱者可用鼻饲喂养；若胃肠道功能严重障碍，应选择静脉营养。

4.建立良好的饮食习惯

帮助患儿建立良好的饮食习惯，纠正偏食、挑食的不良习惯。

5.膳食安排

幼儿的进餐次数以一日三餐，上、下午各加一次点心为宜。早餐应有牛奶或豆浆、鸡蛋，午餐应保证供给足够的能量和蛋白质。

（二）日常护理

适当休息，避免劳累，加强护理。

（1）合理安排起居，提供舒适环境，保证患儿精神愉快和睡眠充足，进行适当的户外活动和体格锻炼，促进新陈代谢。

（2）定期检测体重、身高和皮下脂肪厚度。伴营养不良性水肿患儿，每周测量体重 2 次，以判断治疗效果；合并严重腹泻伴脱水的患儿，严格记录出入量，静脉输液速度不宜过快或过量，以免引起心力衰竭。

（三）用药护理

按医嘱给予静脉营养疗法。

（1）遵医嘱口服胃蛋白酶、胰酶、B 族维生素等，以助消化。

（2）肌内注射蛋白同化类固醇制剂如苯丙酸诺龙，苯丙酸诺龙为油剂，应用粗针头深部注射。同时供给充足热量和蛋白质，以促进蛋白质的合成。

（3）食欲差者给予皮下注射胰岛素，降低血糖，增加饥饿感以提高食欲。皮下注射 2～3U，1 次/日，注射前口服葡萄糖 20～30g，每 1～2 周为 1 个疗程。输液液量不宜多，速度宜慢，以防止发生心力衰竭。

（4）口服各种消化酶和 B 族维生素。给予锌制剂，每日口服元素锌 0.5～1mg/kg，可提高味觉敏感度、增加食欲。

（四）预防感染

（1）预防呼吸道感染。实行保护性隔离，必要时住单间，每日室内空气消毒 1 次，随天气变化调节室温，增减衣服，监测体温变化，发现潜在的感染病灶。

（2）预防消化道感染。注意饮食卫生，加强食具消毒，养成饭前便后洗手、进食后清洁口腔的习惯，保持口腔清洁，做好口腔护理，预防口腔炎症。

（3）预防皮肤感染。保持皮肤清洁、干燥，便后冲洗臀部，勤换尿布，勤洗澡。重度营养不良患儿易发生压疮，应勤翻身，床铺要平整和松软，骨突出部位垫海绵，每日为卧床患儿按摩受压部位 2 次，静脉穿刺时严格执行无菌操作规程。

（4）对已合并呼吸道、消化道或皮肤感染者，遵医嘱应用抗生素。病重者输新鲜血浆或丙种球蛋白，以增强抵抗力。

（5）水肿患儿肌内注射药物，进针宜深，拔针后局部用干棉签压迫数分钟，防止药液外渗。

（五）观察病情，防止并发症

定期监测儿童体重、身高、皮下脂肪厚度，并发症观察。

（1）重度营养不良患儿在夜间或清晨易发生自发性低血糖，表现面色苍白、出冷汗、肢冷、脉弱、神志不清、血压下降、呼吸暂停等。出现此种情况需立即报告医生，并备好 25%～50% 的葡萄糖注射液，配合医生抢救。

（2）观察有无维生素 A 缺乏症，表现角膜干燥、软化，严重者可失明，可用生理盐水湿润角膜及涂抗生素眼膏，同时口服或注射维生素 A 制剂。

（3）观察有无毛发干枯、口炎、舌炎、红细胞和血红蛋白减少等缺铁性贫血表现，按医嘱补充铁剂。

（4）观察患儿的病情变化，有无发热、咳嗽、腹泻等感染的表现。

（5）每日记录患儿进食及小便情况，以便及时调整营养素摄入量。每周应测体重1～2次，每月测身高一次，定期测量皮下脂肪厚度，以判断治疗效果。

（六）心理护理

患儿多年幼，心理活动简单。重度者反应迟钝、淡漠，对周围事物不感兴趣，性格内向，不能很好适应环境。患儿父母常感焦虑或无能为力。应对患儿体贴关心，建立良好的护患关系，取得患儿及家长的信任，鼓励患儿进行适当的游戏与活动；宣传科学喂养知识，帮助家长选择既能满足营养需求又经济实惠的适宜食物，做好病情解释工作，有针对性地向家长介绍疾病治疗、护理及预后，使患儿及家长克服焦虑、紧张、恐惧等心理现象，树立治愈信心，促进疾病早日康复。

七、健康指导

第一，向患儿家长讲解营养不良的原因及预防方法，介绍婴儿营养需要，添加辅食的原则、方法。

第二，向家长介绍科学育儿知识，指导合理喂养和合理膳食搭配与制作方法，纠正不良饮食习惯；坚持户外活动，保证充足睡眠。

第三，预防感染，按时预防接种。

第四，及时治疗儿童急慢性疾病，矫治先天畸形患儿。

第五，做好生长发育监测，教会家长使用生长发育监测图，定期测体重，并学会将所测数值标在图上，如发现体重增长缓慢或不增，应及早告知医师并查明原因。

第六，教会重度营养不良患儿的家长观察患儿呼吸、面色、皮肤等变化，以便及时发现自发性低血糖。

第五节 单纯性肥胖

单纯性肥胖是指长期能量摄入超过人体的消耗，导致体内脂肪蓄积过多，体重超过正常范围的营养障碍性疾病。儿童体重超过同性别、同身高人群均值的20%即称为肥胖。单纯性肥胖占肥胖症的95%～97%，不仅影响儿童健康、形象、心理和生理发育，还可延续至成年，也是成人期高脂血症、高血压、糖尿病、冠心病、胆石症、痛风等疾病的诱因。儿童肥胖发生率有增加趋势，儿童肥胖已成为大部分公共健康问题的根源，应重视对本病的防治。

一、临床表现

单纯性肥胖可发生于任何年龄，最常见于婴儿期、儿童期5～6岁和青春期3个年龄阶段，男童多于女童。患儿有喜食高脂肪和甜食的习惯。

（一）症状

食欲旺盛；常有疲劳感、活动后气短或腿痛；因体态肥胖，不爱活动，可有心理障碍，如自卑、胆怯、孤僻等。

（二）体征

皮下脂肪丰满，分布均匀，以胸、腹、髋、肩部显著，腹部膨隆下垂，严重者胸、腹、臀部及股部皮肤出现白色或紫色条纹；男性患儿因股内侧、会阴部脂肪过多致阴茎隐匿；肥胖小儿智力正常，性发育较早，体格发育较正常儿童快，最终导致身高偏矮；严重肥胖者由于脂肪的过度堆积限制了胸部扩展和膈肌运动，使肺通气量不足，可发生肥胖－换氧不良综合征，出现呼吸浅表、缺氧、气急、发绀、红细胞增多，心脏扩大或充血性心力衰竭，甚至死亡。

二、诊断指标

（一）身高标准体重法

儿童肥胖的诊断以体重超过同性别、同身高参照人群均值的10%～19%为超重，体重超过同性别、同身高参照人群均值20%以上为肥胖，超过均值20%～29%为轻度肥胖，超过30%～49%为中度肥胖，超过50%为重度肥胖。

(二) 体质指数 (BMI)

体质指数是指体重 (kg) 与身高 (m) 平方之比 (kg/m^2)，是评价肥胖的另一指标。小儿体质指数因年龄性别而有差异，评价时应查阅图表。如体质指数在同年龄、同性别第 85～95 百分位为超重，＞第 95 百分位为肥胖。

三、辅助检查

常规检查血压、糖耐量、血糖、腰围，根据肥胖的不同程度，其中某些指标出现异常。

第一，多数肥胖儿血清甘油三酯、胆固醇、低密度脂蛋白、极低密度脂蛋白明显增高，高密度脂蛋白 (HDL) 正常。

第二，常有高胰岛素血症，生长激素水平降低，生长激素刺激试验的峰值也较正常儿童为低。

第三，肝脏超声检查常有脂肪肝。

第四，严重患儿血清 β 白蛋白增高。

四、治疗要点

减少产热能性食物的摄入，加强运动。饮食疗法和运动疗法是最主要的措施。同时采取消除心理障碍，配合药物治疗的综合措施。继发性肥胖的患儿应进行原发病的治疗。

药物治疗效果不肯定，有些肥胖患儿采取外科手术治疗减少胃容量，但并发症严重，不适于生长发育期的小儿。

五、护理诊断

(一) 营养失调: 高于机体需要量

与摄入过多高热量食物、运动量过少、遗传、体内激素调节紊乱有关。

（二）自我形象紊乱

与肥胖引起形象改变有关。

（三）社交障碍

与肥胖造成心理障碍有关。

（四）潜在并发症

高血压、高脂血症、糖尿病。

（五）知识缺乏

与患儿及家长缺乏科学合理的营养知识有关。

六、护理措施

（一）加强日常护理，进行饮食调整

在家庭的配合下，指导患儿家属制订合理饮食计划，改进膳食习惯。注意进食方式和环境，如增加咀嚼次数、减慢进食速度，避免进食时边看电视或边听广播；定期测量体重、身高和皮下脂肪厚度；监测血脂。

（二）饮食疗法

在满足小儿的基本营养及生长发育需要的前提下，为了达到减肥的目的，限制患儿每日摄入的热量，使其低于机体消耗的总能量。①考虑小儿正处于生长发育阶段以及肥胖治疗的长期性，推荐低脂肪、低糖类和高蛋白食谱，在总热量中，糖类、蛋白质和脂肪的比例一般分别为 40% ~ 45%、30% ~ 35% 和 20% ~ 25%。控制总能量的摄入：合适的能量摄入量，即每天应摄入的总能量（kcal）= 理想体重（kg）×（20 ~ 25）(kcal/kg)。②保证膳食中维生素和矿物质的供给：新鲜蔬菜、水果、豆类、坚果类和牛奶是维生素和矿物质的主要来源。鼓励患儿多吃体积大、饱腹感明显而热能低的蔬菜类食品，加适量的蛋白质如瘦肉、鱼、禽蛋、豆类及其制品，必要时可服用

多种维生素和矿物质制剂。③增加膳食纤维：食用富含膳食纤维的食物，能满足饱腹感但能量较低，并能阻止胆盐的肠肝循环，促进胆固醇排泄，且有一定的通便作用。最好保证每天膳食纤维的摄入量为30g左右，相当于500～700g绿叶蔬菜和100g粗杂粮中所含的膳食纤维。热能分配应加强早、中餐，减少晚餐。避免油炸食品、方便食品、快餐、零食、巧克力等食物。④养成良好的饮食习惯：避免不吃早餐和晚餐过饱，不吃夜宵和高热量快餐，不吃零食，少量多餐，饭前适当饮水或吃水果，细嚼慢咽等。

(三) 运动疗法

适量运动能促进脂肪分解，减少胰岛素分泌，使脂肪合成减少，蛋白质合成增加，促进肌肉发育。需兼顾运动的有效性、可行性及趣味性，并注意运动要循序渐进，以运动后轻松愉快、不感到疲劳为原则。长期坚持，否则体重不易下降或下降后又复升。

(四) 心理护理

引导患儿正确对待存在的问题，鼓励患儿说出害怕及担忧的心理感受，帮助患儿接纳自身形象，消除因肥胖带来的自卑心理，鼓励参与正常的社交活动，提高患儿坚持控制饮食和运动锻炼的兴趣。

七、健康指导

第一，宣传单纯性肥胖的预防知识及危害性，向患儿家长宣传科学喂养知识，培养儿童良好的饮食习惯，帮助学龄前儿童建立平衡膳食的理念。限制肥肉、油炸食品、奶油食品、糖、巧克力、甜饮料等。

第二，鼓励儿童多参加体育锻炼，创造机会增加患儿活动量。

第三，对患儿实施生长发育监测，定期门诊观察。父母肥胖者更应定期监测小儿体重，以免发生肥胖症。

第四，减轻体重是漫长过程，指导家长经常鼓励患儿树立信心，坚持运动和控制饮食。告诫家长不要用成人方法给患儿盲目减肥。

第六节　维生素 D 缺乏性佝偻病

维生素 D 缺乏性佝偻病是儿童体内维生素 D 缺乏导致钙、磷代谢紊乱而引起的一种以骨骼病变为特征的全身慢性营养性疾病，是婴幼儿常见的慢性营养缺乏症，是我国儿童保健重点防治的"四病"之一。随着社会经济文化水平的提高，我国营养性维生素 D 缺乏性佝偻病发病率逐年降低，病情也趋向轻度。此病多见于 2 岁以下的婴幼儿。

一、临床表现

多见 3 个月至 2 岁的婴幼儿，主要表现为发育最快部位的骨骼改变，也可影响肌肉发育和神经兴奋性改变。临床上将其病程分为四期，即初期、活动期、恢复期、后遗症期。

(一) 初期 (早期)

多见于 6 个月以内，尤其 3 个月左右小婴儿，主要为神经兴奋性增高的表现，易激惹、烦躁、睡眠不安、夜惊。常伴多汗，与室温、季节无关，汗多刺激头皮导致婴儿常摇头擦枕，出现枕秃，此期常无骨骼改变，无佝偻病的特异症状，仅作为临床早期诊断的参考依据。

(二) 活动期 (激期)

早期维生素 D 缺乏的婴儿未经治疗，继续加重。出现典型骨骼改变和运动功能及智力发育迟缓。

1.骨骼改变

(1) 头部：3~6 个月患儿可有颅骨软化，重者出现乒乓球样感觉；7~8 个月患儿有方颅或鞍形颅；前囟增宽及闭合延迟，出牙延迟，牙釉质缺乏易患龋齿。

(2) 胸部：胸廓畸形多见 1 岁左右小儿，会影响呼吸功能，并发呼吸道感染，甚至肺不张。表现为肋骨串珠，以两侧第 7~10 肋最明显，又称佝偻病串珠；郝氏沟，是由于膈肌附着处的肋骨受膈肌牵拉而内陷形成的横沟；

鸡胸(胸骨和邻近软骨向前突起)或漏斗胸(胸骨剑突部凹陷)。

(3)四肢：多见6个月以上小儿，表现手镯或脚镯(腕、踝部形成钝圆形环状隆起)；1岁左右形成"O"形腿或"X"形腿。

(4)患儿会坐或站立后，因韧带松弛可致脊柱后突或侧弯。

2.运动功能发育迟缓

低血磷使患儿韧带松弛，肌张力低下，表现头颈软弱无力，坐、立、行等运动功能落后，腹肌张力低致腹部膨隆，形如蛙腹。

3.神经系统

发育迟缓、条件反射形成缓慢、表情淡漠、语言发育落后。

4.免疫系统

免疫力低下，患儿易感染及贫血。尤其以反复呼吸道感染最常见。

(三) 恢复期

经治疗和日照后，患儿症状和体征减轻或消失，精神活泼，肌张力恢复。

(四) 后遗症期

多见2岁以后小儿，临床症状消失，仅遗留不同程度的骨骼畸形。

二、辅助检查

(一) 血生化检查

初期血清1,25-（OH）D_3下降，PTH升高，血钙下降，血磷下降，碱性磷酸酶正常或稍高。激期除血清钙稍低外，血磷明显降低，碱性磷酸酶显著增高。恢复期血钙、磷逐渐恢复正常，碱性磷酸酶需1~2个月降至正常。后遗症期血生化正常。

(二) 长骨X线摄片

初期骨骼常无异常改变，X线检查可正常或钙化带稍模糊。激期可见干骺端增宽，临时钙化带模糊，边缘不齐呈毛刷状，骨干密度降低，骨皮质变薄。可有骨干弯曲畸形或青枝骨折，骨折可无临床症状。治疗 2 ~ 3 周后骨骼 X 线异常表现有所改善，出现不规则的钙化线，以后钙化带致密增厚，骨骺软骨盘＜ 2mm，骨质密度逐渐恢复正常。后遗症期 X 线检查骨骼干骺端病变消失。

三、治疗要点

(一) 治疗目的

控制活动期，防止骨骼畸形。

(二) 治疗原则

口服维生素 D 为主，增加日照，补充富含维生素 D 和钙的食物。

(三) 活动期治疗

1.口服维生素 D 制剂

一般剂量为每日 50 ~ 100 μg（2000 ~ 4000 U/d）或 1，25-（OH）$_2$D$_3$ 0.5 ~ 2.0 μg，持续 4 ~ 6 周，根据临床和 X 线检查骨骼情况，之后改为预防量每日 10 g（400U/d），大于 1 岁婴儿预防量 600 U/d，恢复期服用预防量。

2.补充钙剂

主张从膳食的牛奶、配方奶和豆制品中获取。只要有足够的牛奶（每天 500 mL）不需要补充钙剂，仅在有低血钙表现、严重佝偻病和营养不足时需要补充钙剂。

(四) 适于重症佝偻病有并发症或无法口服者

一次肌内注射维生素 D$_3$ 7500 ~ 15000 μg（40 万 ~ 60 万 U），3 个月后改预防量。治疗 1 个月后应复查，若临床表现、血生化指标及骨骼 X 线异常改变无恢复征象，应与抗维生素 D 佝偻病鉴别。

(五) 后遗症期的治疗

严重的骨骼畸形 4 岁以后可给予外科手术矫正。

(六) 其他

应注意加强营养，保证每日足够奶量，及时引入换乳期食物，坚持每日户外活动。

四、护理诊断

(一) 营养失调: 低于机体需要量

与日光照射不足和维生素 D 摄入不足有关。

(二) 有感染的危险

与免疫功能低下有关。

(三) 生长发育迟缓

与钙磷代谢异常致骨骼、神经发育迟缓有关。

(四) 潜在并发症

骨骼畸形、维生素 D 过量致中毒。

(五) 知识缺乏

家长缺乏佝偻病的预防及护理知识。

五、护理措施

(一) 调整饮食

提倡母乳喂养，按时添加辅食，给予富含维生素 D、钙、磷和蛋白质的食物，如肝、蛋、植物油、酵母、蘑菇类及维生素 D 强化奶等。

(二) 加强日常护理

1.护理操作

护理操作要轻柔，如约束患儿不能用力过大、翻身或换尿布时抬腿不要过猛等，避免骨折。衣着柔软、宽松，床铺平展松软。

2.加强体格锻炼

可采取主动和被动运动。指导家长每天带患儿进行一定的户外活动。生后2~3周即可带婴儿户外活动，冬季应在背风处，在不影响保暖的情况下尽量多暴露皮肤。每天接受光照由10分钟开始逐渐延长到1~2小时。保证每天1~2小时户外活动时间。夏季可在阴凉处活动，尽量暴露皮肤。冬季室内活动要开窗，让紫外线能够透过。

(三) 预防感染

保持空气清新，温湿度适宜，阳光充足，避免交叉感染。因患儿出汗多，要保持皮肤清洁，勤换内衣、被褥、枕套，减少汗液刺激引起的不适。少带患儿到公共场所，减少呼吸道感染机会。

(四) 按医嘱补充维生素 D 制剂

根据医嘱口服维生素 D，重症者一次性大剂量注射维生素 D，用前2~3天先服用钙剂，以防发生低钙血症。注射针尖要粗、部位要深，并要更换注射部位，以利于吸收。

(五) 观察维生素 D 中毒表现

短期内给予大剂量维生素 D (数月内反复肌注或大剂量口服) 或长期预防量过大，会导致维生素 D 中毒。早期患儿可出现厌食、恶心、呕吐、烦躁、倦怠、便秘等，体重不增或下降；严重者惊厥、尿频、夜尿多、烦渴、脱水、酸中毒等。护士应观察用药后反应，一旦出现维生素 D 过量表现，立即报告医生。

（六）预防骨骼畸形

患病期间可定时户外活动，但不能坐、站、走时间过长，以免发生骨骼变形。若已有畸形发生，如鸡胸可取俯卧位，做抬头挺胸运动；"O"形腿按摩外侧肌群；"X"形腿按摩内侧肌群；增强肌张力，促使畸形矫正。衣着应柔软、宽松，床铺要松软，以免影响骨骼发育。对于行外科手术矫治者，指导家长正确使用矫形器具。

（七）心理护理

医务人员要有爱心、有耐心，态度和蔼，对入睡困难、哭闹的儿童要耐心护理，必要时给予爱抚、搂抱，使患儿平静入睡。

六、健康指导

第一，向患儿家长讲述护理患儿的注意事项，如避免过早、过久地坐、站、走；勤换内衣，勤擦汗；避免重压和强力牵拉。

第二，介绍佝偻病的预防及护理知识：给患儿父母讲述佝偻病的病因、预防及护理方法，示教日光浴、喂服维生素 D 及按摩肌肉纠正畸形的方法。

第三，孕妇及哺乳母亲应接受日光照射，每天应在 1 小时以上。孕妇饮食中应含有丰富的维生素 D、钙、磷。

第四，儿童要多晒太阳，提倡母乳喂养，及时添加富含维生素 D 和钙的辅食；婴儿生后 2 周起，给预防量的维生素 D 制剂 400～800U/d，夏天接受日照多，可间断补充。以上预防措施应持续至 2 岁。早产、多胎及北方冬季日照短者可适当增加预防量。

第五，指导维生素 D 的服用方法，告知如何观察过量表现。

第七节　维生素 D 缺乏性手足搐搦症

维生素 D 缺乏性手足搐搦症又称佝偻病性手足搐搦症，是维生素 D 缺乏引起血钙含量降低，导致神经肌肉兴奋性增高而产生惊厥、喉痉挛或手足搐搦等主要表现的病症。多见 6 个月以内的小婴儿。

一、临床表现

临床上分为典型发作和隐匿型。

(一) 典型发作

可表现为手足搐搦、喉痉挛和惊厥。以惊厥最常见，以手足搐搦最具特征，单独以喉痉挛出现的最少，但最具危险性。部分患儿有程度不等的佝偻病活动期的表现。

1.惊厥

突然发生四肢抽动，两眼上窜、面肌痉挛、神志不清，伴口周发绀。惊厥持续可短至数秒，或长达数分钟甚至更长；发作可一天数次甚至数十次，或数日发作 1 次；发作停止后，意识恢复，精神萎靡而入睡，醒后活泼如常。轻者仅表现为短暂的两眼上窜、面肌抽动或惊跳，而神志清醒，一般不发热。

2.手足搐搦

多见于较大婴儿、幼儿。表现为突发手足痉挛呈弓状，腕部屈曲，手指伸直，拇指贴近掌心呈"助产士手"；足部踝关节伸直、足趾向下弯曲，似"芭蕾舞足"，发作停止后活动自如。

3.喉痉挛

婴儿多见。主要表现为喉部肌肉及声门突发痉挛，呼吸困难，可突然发生窒息，严重缺氧可猝死。

(二) 隐匿型

无典型发作症状，可通过刺激神经 – 肌肉而引出以下体征。

1.面神经征

以指尖或叩诊锤叩击耳前面神经穿出处 (颧弓与口角间的面颊部) 可引起眼睑和口角抽动，为面神经征阳性，新生儿期可有假阳性。

2.腓反射

叩击膝下外侧腓骨小头上腓神经处，可见足向外侧收缩。

3.陶瑟征

用血压计袖带包裹上臂，使血压维持在收缩压与舒张压之间，5分钟内可见该手出现痉挛症状，属阳性体征。

二、辅助检查

血钙测定：正常血钙浓度为 2.25 ~ 2.27 mmol/L，患儿血钙 < 1.88 mmol/L（7.5 mg/dL）或钙离子 < 1.0 mmol/L（4 mg/dL）。

三、治疗要点

(一) 保证呼吸道通畅

惊厥发作时应立即吸氧，喉痉挛者立即将舌头拉出口外，可进行人工呼吸或加压给氧；必要时气管插管。

(二) 控制惊厥或喉痉挛

10% 水合氯醛，每次 40 ~ 50mg/kg，保留灌肠；或地西泮，每次 0.1 ~ 0.3mg/kg，肌内或静脉注射；也可用或苯巴比妥每次 5 ~ 7mg/kg 肌内注射。

(三) 钙剂治疗

10%葡萄糖酸钙注射液（5 ~ 10mL）＋ 10%葡萄糖注射液（5 ~ 20mL），缓慢静脉注射或滴注，必要时每天可重复 2 ~ 3 次。第 2 日改为 10%氯化钙口服，每次 5 ~ 10mL，一日 3 次。惊厥停止后口服钙剂。

(四) 维生素 D 治疗

症状控制后 3 ~ 5 天，按维生素 D 缺乏性佝偻病补充维生素 D，使钙磷代谢恢复正常。

四、护理诊断

(一) 有窒息的危险

与惊厥及喉痉挛有关。

(二) 有受伤的危险

与惊厥发作及手足搐搦有关。

(三) 营养失调：低于机体需要量

与维生素 D 缺乏有关。

(四) 知识缺乏

与家长缺乏惊厥和喉痉挛的护理知识有关。

五、护理措施

(一) 一般护理

(1) 保持病室环境安静，避免噪声诱发抽搐。将患儿的头放低，偏向一侧，使唾液和呼吸道分泌物由口角流出，并及时吸除。不可强行喂食、喂水，以防止窒息。病房应备有氧气和吸痰器等抢救器材。

(2) 调整饮食，提倡母乳喂养，按时添加辅食，给予富含维生素 D、钙、磷和蛋白质的食物，如肝、蛋、植物油、酵母、蘑菇类及维生素 D 强化奶等。

(3) 住院期间观察病情变化，如每日抽搐次数、持续时间及特点，积极配合治疗，加强日常护理。

(4) 定时户外活动，多晒太阳，补充维生素 D。

(二) 控制惊厥、喉痉挛

遵医嘱立即使用镇静药：首选地西泮止惊。但要注意，静脉注射时速度不宜过快，以每分钟1mg为宜，过快抑制呼吸。也可用10%水合氯醛。

(三) 防止窒息

应迅速将患儿就地平放，松开衣领，颈部伸直，头向后仰。移去患儿身边的危险物品，以免受伤。喉痉挛者立即将舌头拉出口外，同时将患儿头偏向一侧，清除口、鼻分泌物，保持呼吸道通畅；按医嘱吸氧，备好气管插管用具，必要时协助医生插管。

(四) 防止受伤

惊厥正在发作时应就地抢救。保持安静，避免家长大声呼叫、摇晃或抱起急跑就医，以免因抽搐过长造成机体缺氧引起脑损伤。已出牙的患儿，应在上、下切牙间放置牙垫，避免舌咬伤。在手心放置纱布卷，防止指甲抓伤。应有专人看护，防止坠床，惊厥发作时，切忌用力按压肢体，以免造成骨折、肌肉撕裂及关节脱位。

(五) 病情观察

密切关注惊厥发作的表现，注意保持呼吸道通畅，观察有无缺氧症状。按医嘱用药过程中应加强巡视，密切观察患儿呼吸、脉搏、血压、神志的变化，在医生暂未赶到抢救现场或缺乏医疗条件下，可先按压人中、合谷、十宣等穴位止惊。

(六) 用药护理

1.抗惊厥药

惊厥使机体耗氧增加，喉痉挛可引起窒息，二者均需立即处理。地西泮肌内注射或静脉注射，静脉注射速度应缓慢。

2.按医嘱补充钙剂

惊厥控制后，尽快给予10%葡萄糖酸钙5~10mL加入10%葡萄糖5~20mL中，缓慢静脉注射或滴注，钙剂不能肌内或皮下注射，静脉注射时应选择较大血管，避免使用头皮静脉，以防药液外渗造成局部坏死。一旦渗出，可用0.25%普鲁卡因局部封闭，20%硫酸镁湿敷。口服10%氯化钙，为避免影响钙剂吸收，勿与乳类同服。静脉注射钙剂时速度要慢，注射时间要求在10分钟左右，以免因血钙骤升发生心脏骤停。

3.补充维生素 D

症状控制后按医嘱补充维生素 D，预防维生素 D 中毒。

(七) 心理护理

消除患儿紧张、焦虑和害怕的心理，给予同情和理解。解除患儿家属恐惧、不安的心理负担，配合医护人员进行抢救。

六、健康指导

第一，指导家长合理喂养，合理安排儿童日常生活，坚持每天户外活动。

第二，向患儿家长介绍本病的病因和预后，以减轻家长心理压力。

第三，指导患儿家长惊厥、喉痉挛发作时的处理方法。

第四，指导家长出院后遵医嘱补充维生素 D 和钙剂，以预防复发。并强调口服钙剂时的注意事项。

第五，新生儿生后两周应每天给予生理量维生素 D（400～800U/d），处于生长发育高峰的婴幼儿更应采取综合性预防措施，即保证一定时间的户外活动、给予预防量的维生素 D 和钙剂，并及时添加辅食。

第八节　维生素 A 缺乏症

维生素 A 缺乏症是因体内缺乏维生素 A 引起的以眼和皮肤病变为主的全身性营养缺乏性疾病。维生素 A 缺乏症是全球范围内最普遍存在的公共卫生营养问题。我国儿童此病的发生率已明显下降，此病以 6 岁以下儿童多见，1～4 岁为发病高峰，常伴有蛋白质 – 能量营养不良。其主要临床表现是全身上皮组织角化变性而造成皮肤黏膜损伤及眼结膜、角膜损伤引起的视觉功能障碍，以及生长发育障碍。轻度维生素 A 缺乏时，仅表现为免疫功能下降而无典型的临床表现，又称"亚临床状态维生素 A 缺乏"。

一、临床表现

(一) 临床型维生素 A 缺乏

多见于婴幼儿，常与营养不良及其他维生素缺乏同时发生。

1.眼部表现

暗光下视物不清，继之发展为夜盲症，是此病最早表现。数周后出现干眼症表现，经常眨眼，继而眼结膜、角膜干燥，失去光泽和弹性，自觉痒感，泪减少，眼球向两侧转动时可见球结膜皱褶，形成与角膜同心的皱纹圈，近角膜旁有泡沫状白斑，称结膜干燥斑或毕脱斑。继而角膜干燥、混浊、软化、畏光和眼痛，形成溃疡、坏死，常用手揉搓眼部而导致感染。严重者角膜穿孔，虹膜脱出，最终失明。

2.皮肤表现

多见于年长儿，病初皮肤干燥、脱屑、有痒感，以后毛囊角化，触摸皮肤时有粗砂样感觉，似"鸡皮疙瘩"。以四肢伸侧、肩部为多，后累及其他部位，重者发展到颈背部甚至面部。毛发干枯，易脱落。指（趾）甲多纹，无光泽，脆薄易折断。

3.生长发育迟缓

维生素 A 缺乏对骨骼特别是长骨的生长有明显影响。严重、长期的维生素 A 缺乏可致患儿骨骼系统生长发育落后，智力发育也受影响；常伴营养不良、贫血及其他维生素缺乏症；因免疫功能低下，易反复发生呼吸道、泌尿道感染。

(二) 亚临床型维生素 A 缺乏

指无维生素 A 缺乏典型的临床表现，仅表现为免疫功能下降导致的各种感染。主要表现为反复呼吸道感染和腹泻，缺铁性贫血也较常见。

二、辅助检查

早期症状不明显，其诊断主要依靠实验室检查。

（一）血浆维生素 A 测定

婴幼儿正常水平 300～500 μg/L，年长儿和成人为 300～800 μg/L；< 200 μg/L 可诊断，200～300 μg/L 为亚临床状态缺乏可疑。可使用相对剂量反应试验（RDR），≥ 20% 为阳性，表示存在亚临床状态维生素 A 缺乏。

（二）血浆视黄醇结合蛋白测定

低于正常值可能存在维生素 A 缺乏症。

（三）尿液脱落细胞检查

找到角化上皮细胞具有诊断意义。

三、治疗要点

（一）去除病因，积极治疗原发病

调整饮食、去除病因、治疗并存的营养缺乏症，给予富含维生素 A 和胡萝卜素的深色蔬菜，也可食用维生素 A 强化食品。重视原发病的治疗。

（二）维生素 A 治疗

1.轻症

口服维生素 A，每日 7500～15000 μg/kg（2.5 万～5 万 U），分 2～3 次口服。

2.重症或消化吸收障碍者

维生素 AD 注射液（每支含维生素 A 7500 μg 和维生素 D 62.5 μg）0.5～1 mL，每日 1 次，深部肌内注射，3～5 天改为口服。

（三）治疗眼部病变

为预防结膜和角膜继发感染，可用抗生素眼药水（0.25% 氯霉素）或眼膏（0.2% 红霉素）治疗。

四、护理诊断

(一) 营养失调：低于机体需要量

与维生素 A 摄入不足和 (或) 吸收利用障碍有关。

(二) 有感染的危险

与维生素 A 缺乏所致的免疫功能降低、皮肤黏膜完整性受损及角膜溃疡有关。

五、护理措施

(一) 一般护理

(1) 保持室内清洁、安静、舒适、空气新鲜，注意皮肤护理。

(2) 调整饮食。鼓励母乳喂养，无母乳者选用维生素 A 强化食品，如婴儿配方奶粉。按时添加富含维生素 A 的动物性食物 (蛋类、肝脏、鱼肝油) 或含胡萝卜素较多的深色蔬菜、水果。

(3) 加强眼部护理。用消毒鱼肝油滴双眼，以促进上皮细胞修复；有角膜软化、溃疡者用 0.25% 氯霉素滴眼液、0.5% 红霉素或金霉素眼膏，防止继发感染；用 1% 阿托品散瞳，防止虹膜粘连。加强眼部清洁，每次滴眼药时动作应轻柔，切勿压迫眼球以免角膜穿孔，虹膜、晶状体脱出。

(4) 夜盲症患儿夜间应减少出行，应有家长的监护。

(5) 注意保护性隔离，预防呼吸道、消化道及其他感染。

(二) 补充维生素 A

按医嘱口服或肌内注射维生素 A，如采用注射法，应做深部肌内注射。

(三) 保护眼睛，防止视觉障碍

用抗生素眼药水 (0.25% 氯霉素)，或眼药膏 (0.5% 红霉素或金霉素) 点双眼，3～4 次 / 日。如角膜出现软化和溃疡时，用抗生素眼药水与消毒鱼肝油交替滴眼，约1小时1次，每日不少于20次。

(四) 观察药物疗效

维生素 A 治疗后，患儿临床症状可迅速好转，夜盲可在 2~3 天明显改善，干眼症状 3~5 天消失，结膜干燥、毕脱斑 1~2 周消失，皮肤过度角化需 1~2 个月痊愈。维生素 A 过量可致中毒，应避免长期大剂量服用。

六、健康指导

第一，母亲妊娠及哺乳期应多食富含维生素 A 及胡萝卜素的食物，以免影响胎儿储存；预防早产。

第二，指导家长合理喂养，注意补充维生素 A，经常摄入富含维生素 A 的动物性食物和富含胡萝卜素的深色蔬菜和水果。

第三，及时治疗患感染性疾病以及慢性腹泻和其他消耗性疾病患儿，注意补充维生素 A 制剂。

第四，预防的同时应防止长期、大量补充维生素 A 所致的维生素 A 过量中毒。

第九节　锌缺乏症

锌为人体重要的必需微量元素之一，锌在体内的含量仅次于铁。锌有促进胎儿发育、儿童智力发育、调节新陈代谢和促进组织修复等功效。锌缺乏症是人体长期缺乏锌引起的营养缺乏症，表现为味觉迟钝、食欲差、异食癖、生长发育迟缓、免疫功能低下、皮炎或伤口不易愈合，青春期缺锌可致性成熟障碍。

一、临床表现

(一) 消化功能减退

缺锌影响味蕾细胞更新和唾液磷酸酶的活性，使舌黏膜增生、角化不全，进而可使味觉敏感度下降，发生食欲缺乏、厌食和异食癖等症状。

(二) 生长发育落后

缺锌可妨碍生长激素轴功能以及性腺轴的成熟，表现为生长发育过慢、体格矮小、性发育延迟。

(三) 免疫功能降低

缺锌会严重损害 T 淋巴细胞免疫功能而发生各种感染。

(四) 智能发育延迟

缺锌可使 DNA 和蛋白质合成产生障碍，脑谷氨酸浓度降低，从而引起智能发育迟缓。

(五) 其他

如反复口腔溃疡、脱发、地图舌、皮肤粗糙、伤口不易愈合、视黄醇结合蛋白减少，小儿出现夜盲、贫血等。

二、辅助检查

(一) 血清锌浓度

正常值＜ 11.47 μmol/L（75 μg/dL）。

(二) 餐后血清锌浓度反应试验

＞ 15%提示缺锌。

(三) 毛发锌

一般不作为缺锌的可靠指标，仅作为慢性缺锌的参考资料。

三、治疗要点

(一) 找出病因

治疗原发病。

(二) 饮食治疗

供给含锌丰富的食物。

(三) 补充锌制剂

药物治疗首推口服葡萄糖酸锌,每日剂量为元素锌0.5～1mg/kg(相当于葡萄糖酸锌3.5～7mg/kg),疗程一般为2～3个月。其他谷氨酸锌、甘草锌和硫酸锌等较少使用。长期静脉输入高能量者,应根据不同年龄补锌。对可能发生缺锌的情况,如早产儿、人工喂养儿、营养不良儿、长期腹泻、大面积烧伤等,均应适当补锌。

四、护理诊断

(一) 营养失调:低于机体需要量

与锌摄入不足、丢失过多及需要量增加有关。

(二) 有感染的危险

与锌缺乏使免疫功能降低有关。

(三) 生长发育迟缓

与锌缺乏影响核酸及蛋白质合成,生长激素分泌减低有关。

(四) 知识缺乏

与患儿家长缺乏营养知识及儿童喂养知识有关。

五、护理措施

(一) 一般护理

1.饮食治疗

初乳含锌丰富，故提倡母乳喂养。换乳期按时添加含锌丰富的辅食，鼓励患儿多食富含锌的动物性食物如肝、鱼、瘦肉、禽蛋等。纠正不良的饮食习惯，不偏食、不挑食。

2.避免感染

保持室内空气清新，注意日常护理，防止交互感染。

(二) 按医嘱补充锌制剂，观察药物疗效

主要注意对食欲、口腔溃疡、生长发育等的改善情况；还要观察有无锌剂中毒。锌剂的毒性较小，但剂量过大可出现恶心、呕吐、腹泻等消化道刺激症状，甚至脱水和电解质紊乱。

六、健康指导

第一，让家长了解导致患儿缺锌的原因、合理膳食及正确的服锌方法，以配合治疗和护理。

第二，平衡膳食是预防锌缺乏的主要措施。家长应适时添加含锌丰富的食品，从小培养良好的饮食习惯，不偏食、不挑食。

第三，按中国营养学会儿童元素锌每日推荐摄入量补充锌剂，即6个月以下 1.5 mg；6个月 ~ 1 岁 8 mg；1 ~ 4 岁 12 mg；4 ~ 7 岁 13.5 mg。

第十节　碘缺乏症

碘缺乏症（IDD）是由于自然环境中碘缺乏造成机体碘营养不良所表现的一组有关联疾病的总称，包括地方性甲状腺肿、甲状腺功能减退症（甲减）、亚临床性甲状腺功能减退症，单纯性聋哑，胎儿流产、早产、死产和

先天畸形等。缺碘的危害在快速生长发育的时期影响最大，主要影响大脑发育，因此，胎儿、新生儿和婴幼儿受缺碘的影响最大。

一、临床表现

缺碘的主要危害是影响脑发育，主要以儿童智力损害和体格发育障碍为主要症状，表现为以智能障碍为主要特征的精神－神经－甲低综合征，其严重程度取决于碘缺乏的程度、持续的时间和碘缺乏时机体所处的发育阶段。胎儿期缺碘可致死胎、早产及先天畸形；新生儿期缺碘则表现为甲状腺功能减退症；胎儿期和婴儿期严重缺碘可造成克汀病；儿童期和青春期缺碘则引起地方性甲状腺肿、甲状腺功能减退症和智力低下。儿童期长期轻度缺碘可出现亚临床性甲状腺功能减退症（亚临床克汀病），常伴有体格生长落后。

二、辅助检查

血清总 T_3、T_4 或游离 T_3、T_4 降低，而 TSH 增高；尿碘降低。

三、治疗要点

给予富含碘的食物；给予碘剂及甲状腺素制剂治疗。

四、护理诊断

(一) 营养失调：低于机体需要量

与碘摄入不足有关。

(二) 生长发育迟缓

与碘缺乏影响甲状腺素合成有关。

(三) 知识缺乏

与家长缺乏营养知识及科学的儿童喂养知识有关。

五、护理措施

(一) 调整饮食，改善营养

食用海带、紫菜等海产品以补充碘。食盐加碘、饮用水加碘是全世界防治碘缺乏的简单易行、行之有效的措施，目前我国已经全面推行食盐加碘。

(二) 补充碘剂、甲状腺素制剂

遵医嘱给予复方碘溶液、碘化钾及甲状腺素制剂。

六、健康指导

让家长了解导致患儿缺碘的原因，正确选择含碘丰富的食物；指导家长正确应用碘制剂，防止甲状腺功能亢进症的发生。

参考文献

[1] 王绍海，郑睿敏.简明妇科内分泌诊疗手册 [M].北京：化学工业出版社，2023.

[2] 薛会灵，刘金，王冰.女性生殖与妇科常见病诊治 [M].北京 / 西安：世界图书出版公司，2022.

[3] 林傲梵，谢英彪.妇科炎症防治与调养 [M].北京：人民军医出版社，2022.

[4] 马俊旗，赵骏达，肖金宝.妇科内分泌疾病 [M].汕头：汕头大学出版社，2021.

[5] 吴绪峰.妇科疾病诊疗技术规范 [M].武汉：华中科技大学出版社，2021.

[6] 朱燕.儿科疾病护理与健康指导 [M].成都：四川科学技术出版社，2022.

[7] 赵文芳，田艳春，王照英，等.妇科常见病与产科并发症 [M].青岛：中国海洋大学出版社，2021.

[8] 王建六.北京大学妇科常见病诊治手册 [M].北京：北京大学医学出版社，2021.

[9] 刘霞，姜丽梅，庞文文.妇产科常见疾病治疗与护理 [M].长春：吉林科学技术出版社，2022.

[10] 马文靖，殷玉芳，王国萍，等.临床妇儿诊疗与护理 [M].汕头：汕头大学出版社，2022.

[11] 葛莉娜.辽宁省妇科护理规范 [M].沈阳：辽宁科学技术出版社，2020.

[12] 王建龙，邓传超，刘娜，等.儿科常见病中西医结合治疗 [M].上海：上海交通大学出版社，2023.

[13] 薄海欣，杨桂清，孙春霞.妇产科护理教程 [M].北京：中华医学电

子音像出版社，2019.

[14] 熊磊，常克. 中西医临床儿科学 [M]. 北京：中国医药科技出版社，
2019.